家族・ケアスタッフとできる

寝たきり知らず！

奇跡のひざ裏のばし

かわむらクリニック
川村明

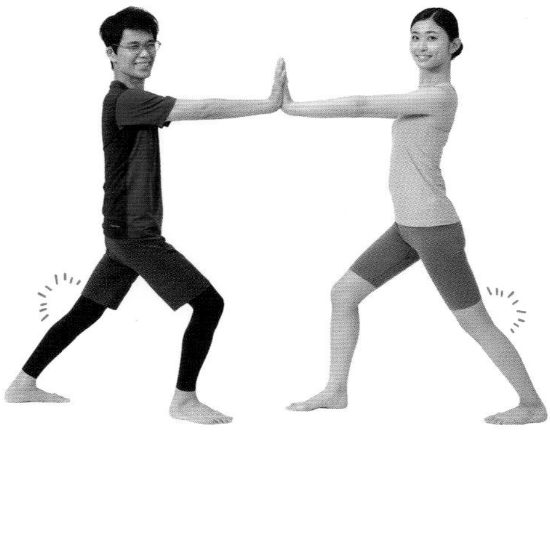

世界文化社

かんたん！

みんなで楽しく！ひざ裏のばし

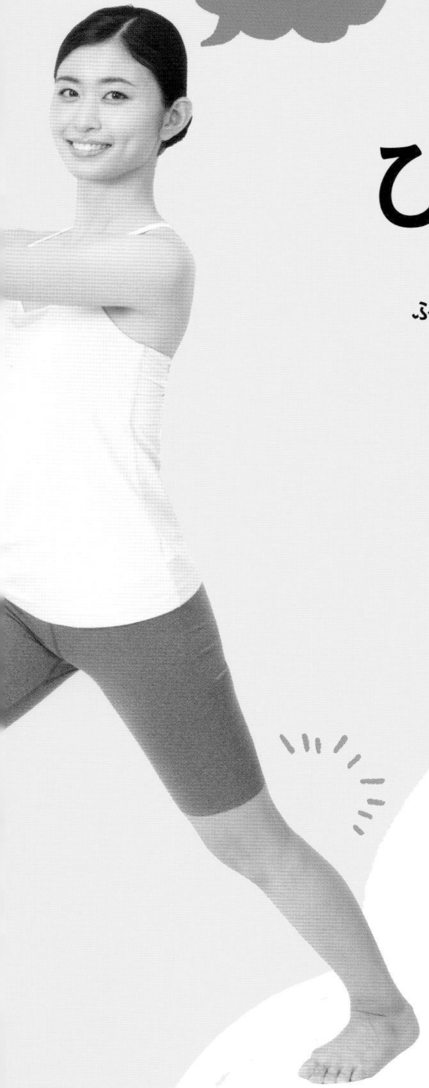

本書はひとりで行うポーズだけでなく、
ふたりで一緒に行うポーズを豊富に収録しています。
家族やケアスタッフがシニアと一緒に行えば、
精神的にも、身体的にもよいことがたくさん。
そのメリットをご紹介しましょう。

メリット
1

一緒にするから楽しく続く！

ひとりではなかなか続けにくい運動も、ふたりで一緒に行えば楽しく続けられます。気が乗らないときもお互いに誘いあったり、励ましあったり。毎日一緒に行う時間を決めておくのもおすすめです。

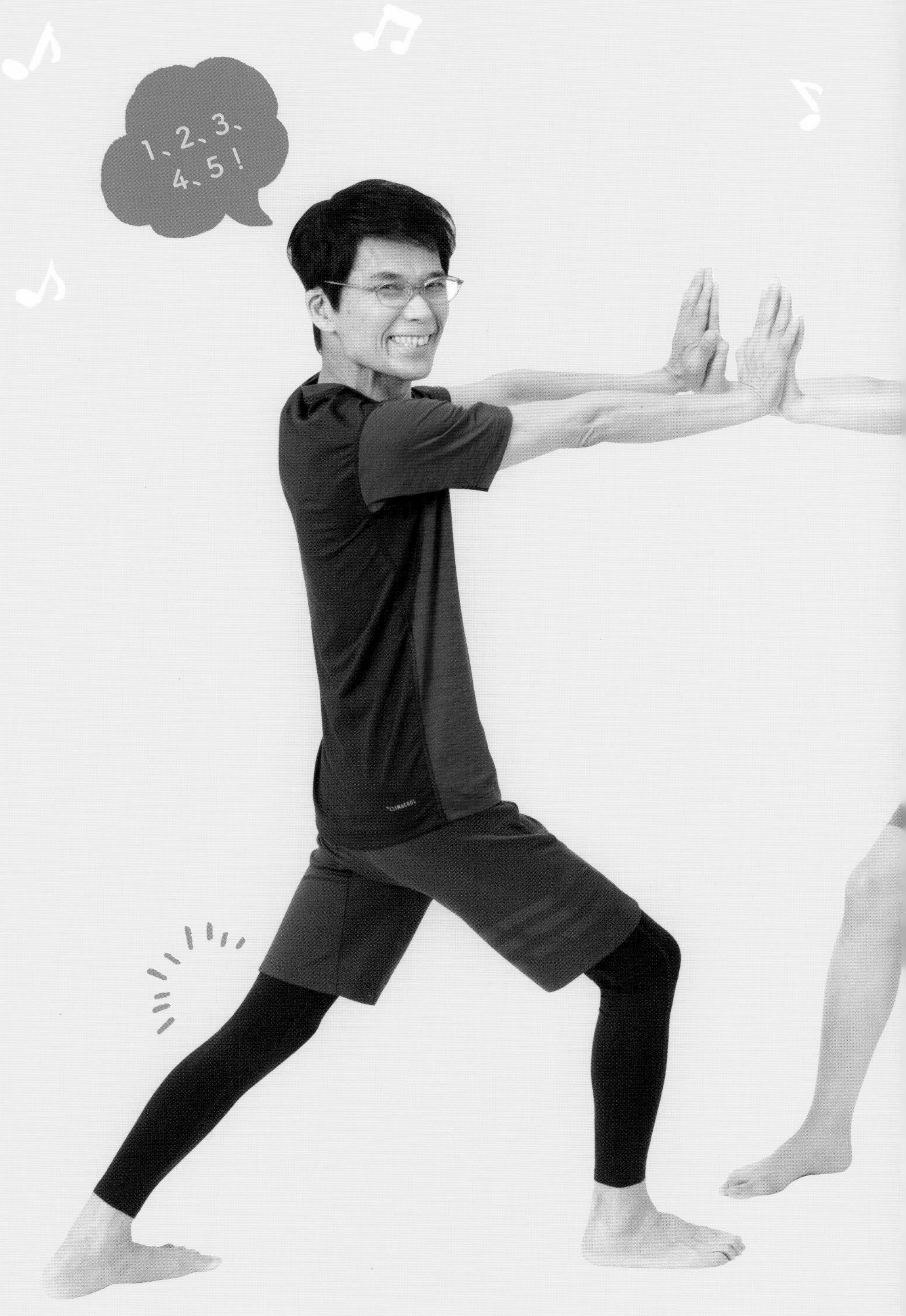
1、2、3、
4、5！

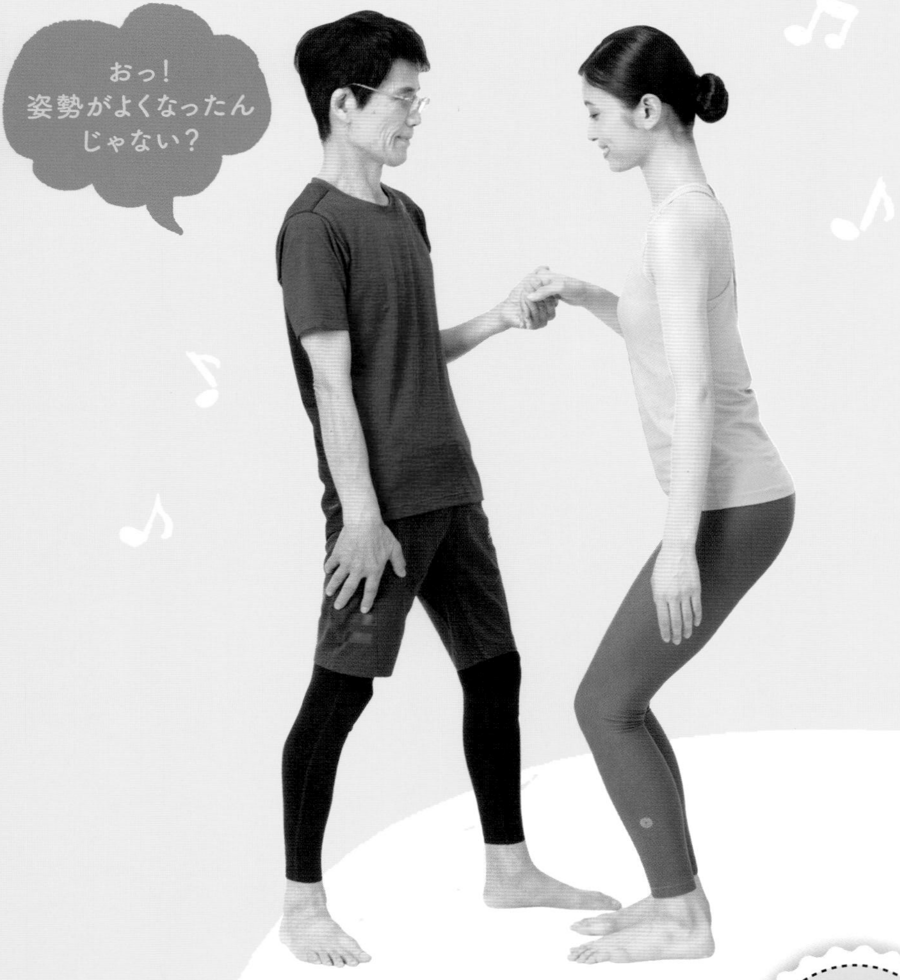

メリット
2

ふたりで一緒に 達成感が得られる！

ポーズを一緒に行うと、家族やケアスタッフの方はシニアができるようになったことを見つけやすく、共通の達成感を得られるようになります。

家族もケアスタッフも元気になれる！

メリット
3

シニアが元気になると家庭や介護の場の雰囲気がさらによくなり、家族やケアスタッフの方も元気になれます。また、ポーズによっては家族やケアスタッフの方も一緒に体を整えられます。

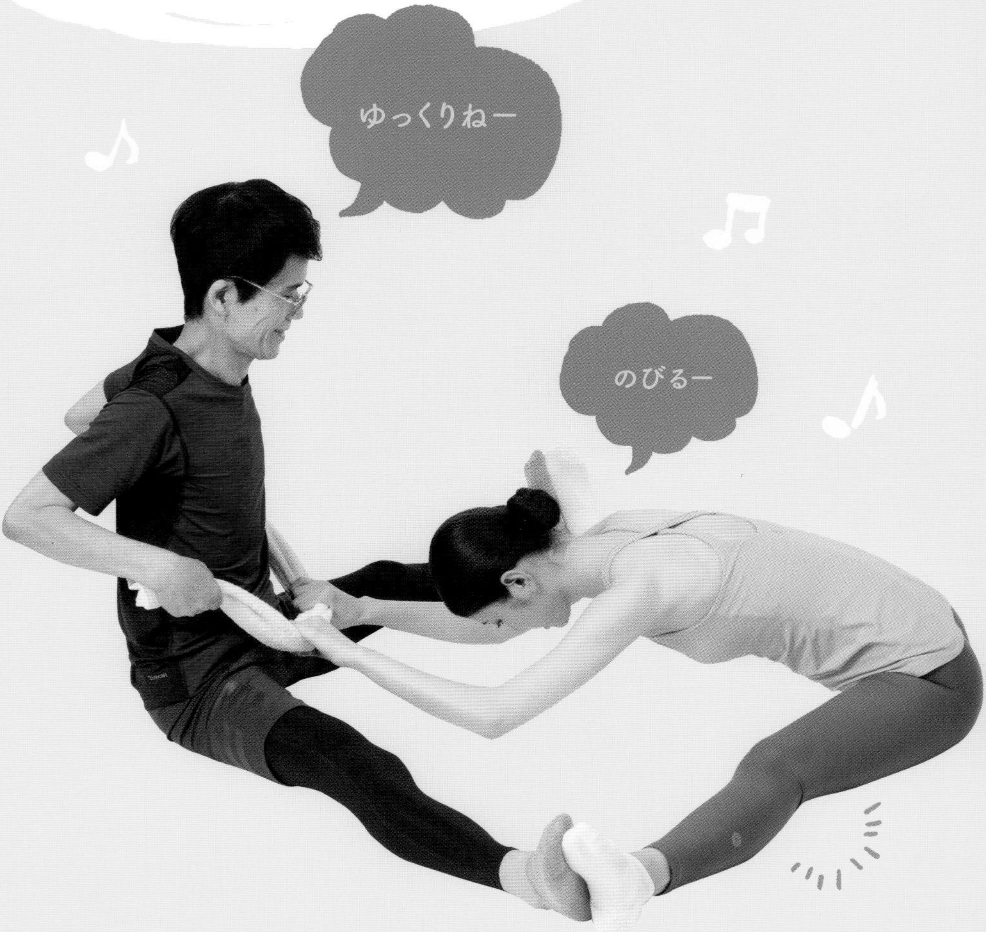

はじめに

皆さん、体も心もお元気ですか？

私は山口県宇部市の片田舎で、気がつけば30年近くクリニックを開業しています。

最近では、この瀬戸内の地方都市にある「かわむらクリニック」まで、寝たきりや認知症になりたくない、ひざや腰、首の不調をどうにかしてほしい、と全国から患者さんが相談に来られるようになりました。

しかし、ひざや腰の状態がよくないため長距離の移動が難しかったり、新型コロナウイルス感染症による移動制限などの理由で、クリニックへ直接お越しになることができない患者さんもいらっしゃいます。

そして、お電話やお手紙もたくさんいただきます。

「宇部に行きたいけど、行けない。どうしたらいいでしょう？」と。

ご相談いただくのはご高齢の方や、ご家族を介護されている方が大半です。介護施設に通われたり、施設に入居されている方もいらっしゃ

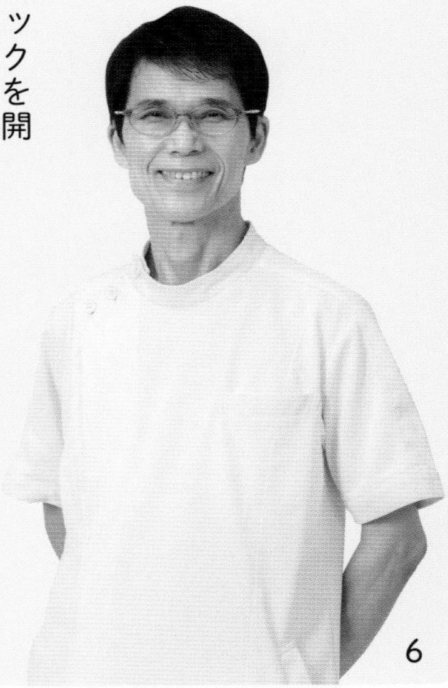

います。

本書は、ご高齢の方がご家族やケアスタッフさんと一緒にできる、ひざ裏をのばす方法を中心にご紹介しています。フレイル（虚弱）状態といわれていたり、車椅子や寝たきりの状態の方でも実践できるポーズを豊富に収録しました。

ご高齢の方がひとりで実践するのが難しい場合も、ご家族やケアスタッフの方が手伝えば、寝たきりにならずにすむ可能性が高くなります。また、お元気な方、ご家族やケアスタッフの方の健康維持にも役立つ内容です。

もちろん、ご高齢の方がひとりでできるポーズも収録しています。

1日5秒でもいいので、ぜひ続けてください。

寝たきりの方でも、車椅子の方でも、フレイルの方でも、ご家族でも、ケアスタッフさんでも、皆、笑顔で元気になりますよ。私の周りには、そのような人ばっかりです。

さあ、一緒にはじめてみましょう！

かわむらクリニック院長
医師
川村 明

もくじ

(1人のアイコン)…ひとりで
(2人のアイコン)…ふたりで

みんなで楽しく！ ひざ裏のばし 2

はじめに 6

本書の使いかた／ひざ裏のばしの注意点 11

巻頭ルポ ひざ裏のばしで、心も体も動き始めた！

藤田隅子さん 92歳 12

辻 高志さん 76歳 14

髙見妙子さん 91歳 16

ひざ裏のばしってどんなもの？ 18

一緒にひざ裏のばしを行うときは 20

第1章 元気さん向け基本のケア 25

(1人) 壁ドン 26

(1人) 壁ピタ 30

(1人) ワン・ツー・スリー 34

ひざ裏のばしを行うときはたくさん声をかけよう 38

第2章 ひざ痛さん・腰痛さん向けケア 39

ひざ痛さん・腰痛さんのためのひざ裏のばし 40

(2人) ふたり壁ドン 基本 42

(2人) 壁ピタタオルはさみ 44

(1人) 両手アオサギ 基本 46

(1人) 足裏コロコロ 48

(1人) ひざ裏コロコロ 50

(1人) ボールしげき 52

コラム 教えて！ 川村先生 54

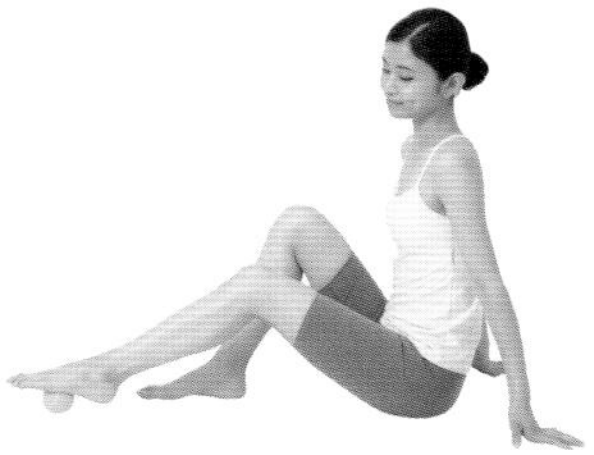

第3章 フレイル予備軍さん向けケア 55

フレイル予備軍さんのためのひざ裏のばし 56

ギッコンバッタン 基本 58

椅子タオル 60

椅子ドン 基本 62

片手アオサギ（椅子） 64

両手アオサギ（椅子） 66

コラム 教えて！ 川村先生 68

第4章 フレイルさん・車椅子さん向けケア 69

フレイルさん・車椅子さんのためのひざ裏のばし 70

椅子ひざ裏のばし 基本 72

両手エスコート立ち 74

椅子ひざ裏のばし 基本 76

椅子筋トレ 78

上体倒し 80

ワイパーストレッチ 82

コラム 教えて！ 川村先生 84

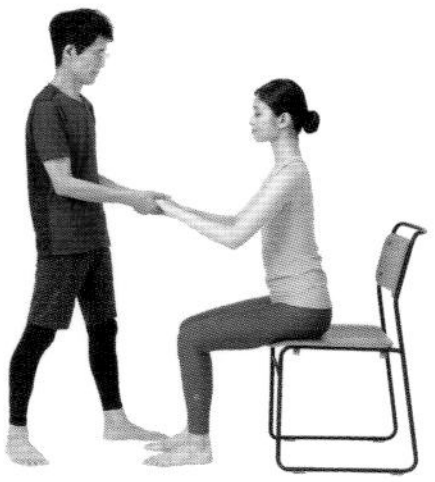

第5章 寝たきりさん向けケア 85

寝たきりさんのためのひざ裏のばし 86

アオサギ（あおむけ） 基本 88

足裏コロコロ（あおむけ） 90

足指ほぐし 92

ひざ裏コロコロ（あおむけ） 94

ボールニギニギ（あおむけ） 96

足指ほぐし 基本 98

足裏コロコロ（あおむけ） 100

ひざ裏コロコロ（あおむけ） 102

ボールニギニギ（あおむけ） 104

片手アオサギ（あおむけ） 106

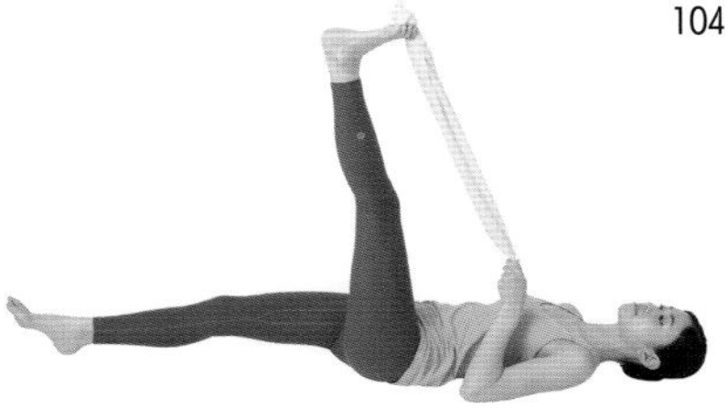

家族、ケアスタッフも実感！
ひざ裏のばしが変化のきっかけに

巻末ルポ①
利用者に驚くべき効果が！
デイサービスでひざ裏のばし
〜デイサービス
「トリリオン・S」の取り組み〜 108

ひざ裏のばし、みんなでこんなふうに
取り組んでいます！ 110
スタッフの声　松田　毅さん 112
スタッフの声　高橋あゆみさん 114
利用者の声　大崎　東洋一さん77歳 116
ご家族の声　大崎隆子さん 117
ご家族の声　下元延代さん 118
利用者の声　Nさん83歳 120
スタッフの声　山本　力さん 121

巻末ルポ②
町をあげて、ひざ裏のばしで
「寝たきりゼロ」を目指す
〜高知県吾川郡いの町の取り組み〜 122
行政の声　高知県吾川郡いの町
池田牧子町長 124
行政の声　いの町役場ほけん福祉課
原　昌平さん 125

おわりに 126

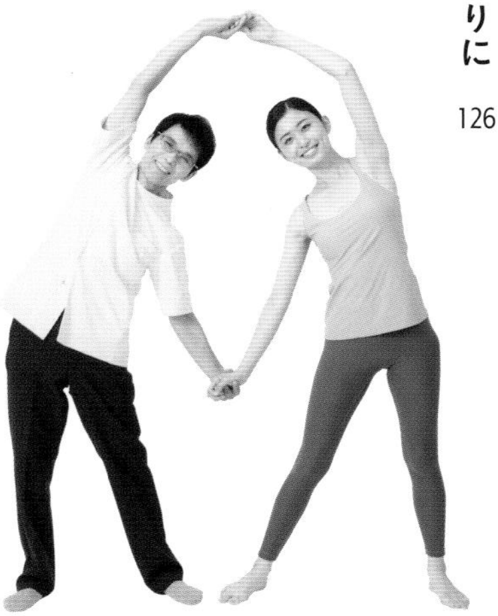

本書の使いかた

「NG ポーズ」「ここに注目」など、あわせて知っておきたいことを紹介しています。

どのような目的をもつ人にこのポーズが向いているかを説明しています。

ポーズをとるときに意識したい部位を赤色で示しています。

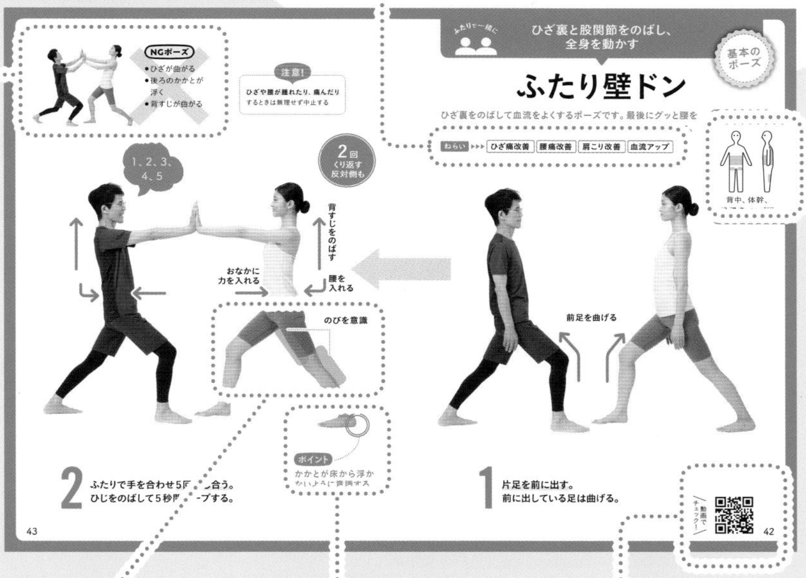

ポーズをとるときに、のびていることを意識したい部位に色をつけています。

ポーズをとるときに、注意したいことを紹介しています。

このマークがついているポーズは、QR コードにアクセスするとスマートフォンで動画が見られます。iPhone の場合は標準カメラアプリ、Android スマートフォンの場合はGoogle レンズを起動して、QR コードにかざしてください。

ひざ裏のばしの注意点

1. ひざに水がたまっている・腫れている場合や、ひざの痛みが強い場合は行わないでください。
2. 運動中に痛みが出てきた場合は中止してください。
3. 目を開けて行ってください。目を閉じるとフラフラしやすく、危険です。
4. 妊娠中の方は、腹圧のかかる運動を控えてください。
5. けっして無理をしないでください。やりすぎに気をつけて!

ひざ裏のばしで、心も体も動き始めた！

巻頭ルポ❶

92歳で背すじピン！自分で歩けるのはやっぱり嬉しい

92歳 藤田隅子さん

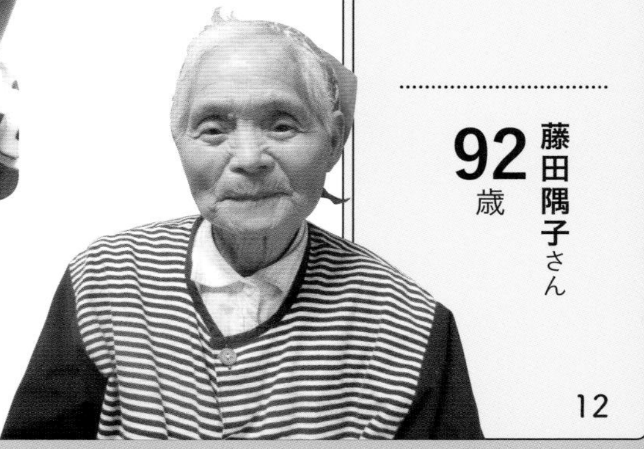

左右の股関節を骨折し、一時期は入浴もできなかった

藤田さんは3年ほど前に左右の股関節を相次いで骨折し、骨折が治った後も、腰痛で歩くのが難しい状態。一時期は入浴もデイサービスで補助してもらうほどでした。無理をしてでも歩くようにしていましたが、とてもつらく、近くのお店へ歩いて行くのも大変だったそうです。

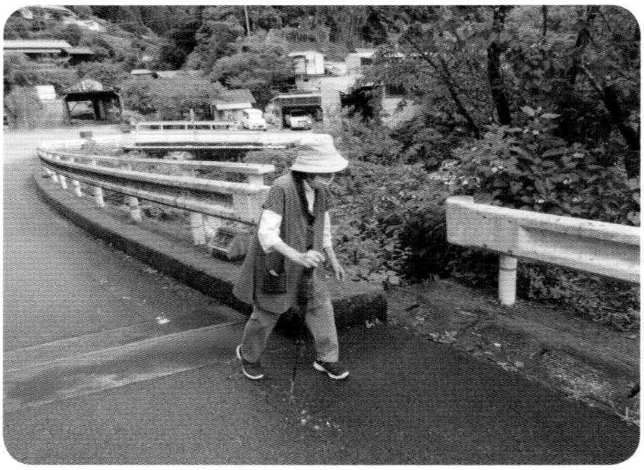

今では、坂道もしっかりとした足どりで上がれます。腰がのびたからか、気が楽になり、「何をしても『困った』と思わなくなった」と藤田さん。

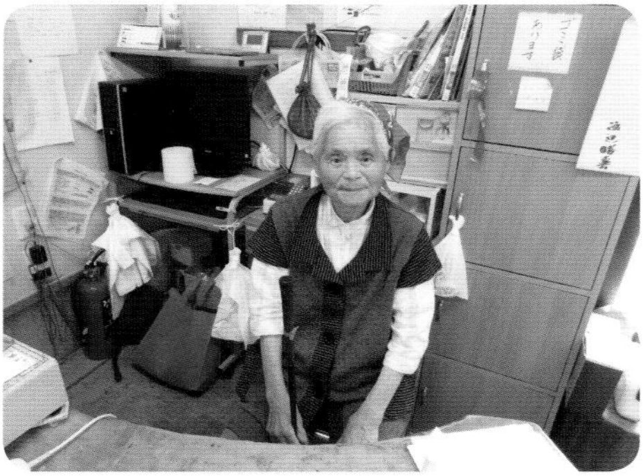

地域の活動センターで、藤田さん手作りのおまんじゅうとこんにゃくを売っているそう。

「これで治るの？」と思うも、1カ月で腰痛に効果が！

藤田さんは高知県吾川郡《あがわぐん》いの町主催の「かわむらメソッドさんかん元気塾」で川村先生から指導を受けました。ひざ裏のばしは簡単だったと藤田さんは言います。だからこそ、「これで腰痛が治るの？」と最初は疑問に思ったそう。

しかし、半信半疑ながら自宅でひざ裏のばしを1カ月ほど続けたところ、腰の痛みがやわらぎ、歩くスピードが上がって、畑にも出られるようになりました。「友だちからは、姿勢がよくなった、元気になったとよく言われます」と藤田さん。地域の活動を続けられることに嬉しさを感じているそうです。

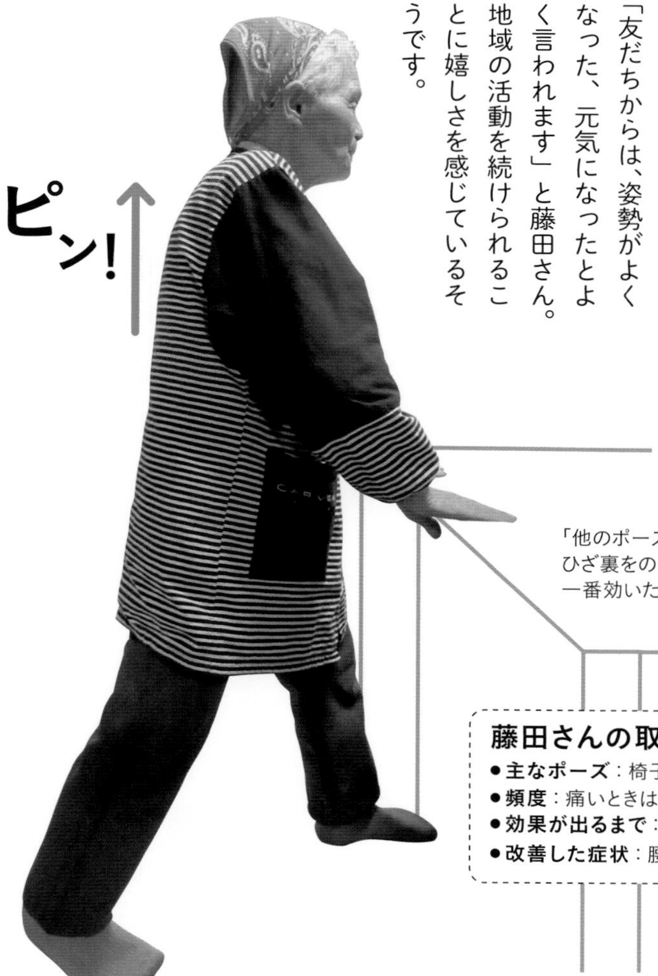

「他のポーズもしているけれど、ひざ裏をのばす、このポーズが一番効いたと感じる」と藤田さん。

藤田さんの取り組み

- **主なポーズ**：椅子ドン（P.62）をテーブルで
- **頻度**：痛いときは毎日
- **効果が出るまで**：1カ月
- **改善した症状**：腰痛、姿勢

巻頭ルポ❷

夫婦でひざ裏のばしを実践！痛かったひざの動きがよくなった

辻 高志さん 76歳

ひざや股関節に痛みがあり、ひざ裏のばしを実践

辻さんは以前からひざの状態が悪く、それをかばって股関節にも痛みがありました。そこで、介護予防を目的として、妻の弘子さんと一緒にひざ裏のばしを始めた辻さん。簡単そうに見えて、体重をかけてしっかり行うと結構効くな、きついなと思ったそうです。

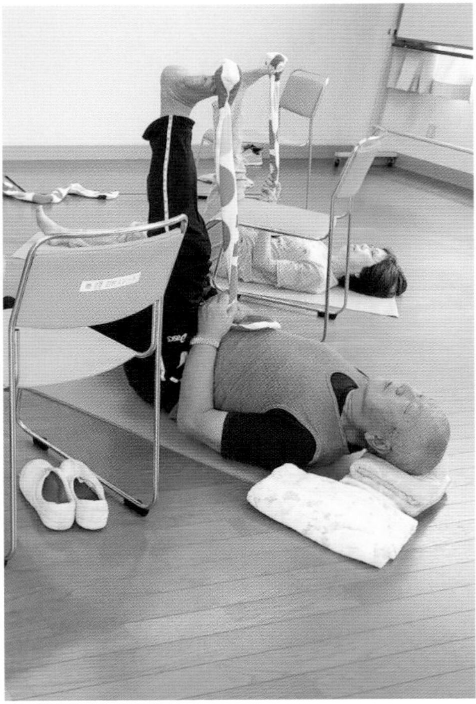

高知県須崎市にあるデイサービス「トリリオン・S」（P.108）で、妻の弘子さんと一緒にひざ裏のばしを実践しています。

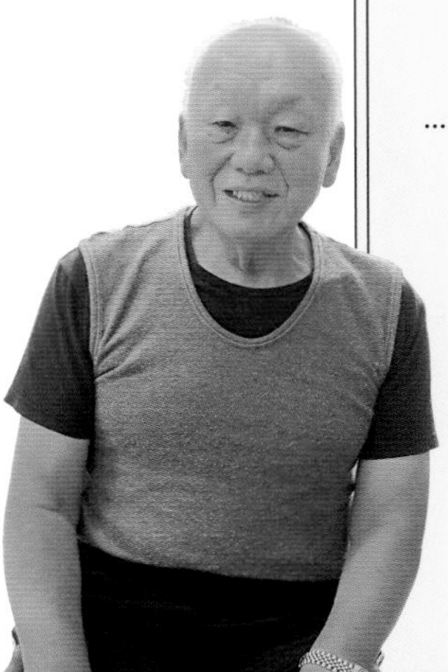

夫婦でお互いの存在を励みに背すじものびた！

辻さんの取り組み

- **主なポーズ**：壁ドン（P.26）やアオサギ系のポーズ
- **頻度**：トリリオン・Sで週１回＋自宅で適宜
- **効果が出るまで**：２～３カ月
- **改善した症状**：ひざ痛、姿勢

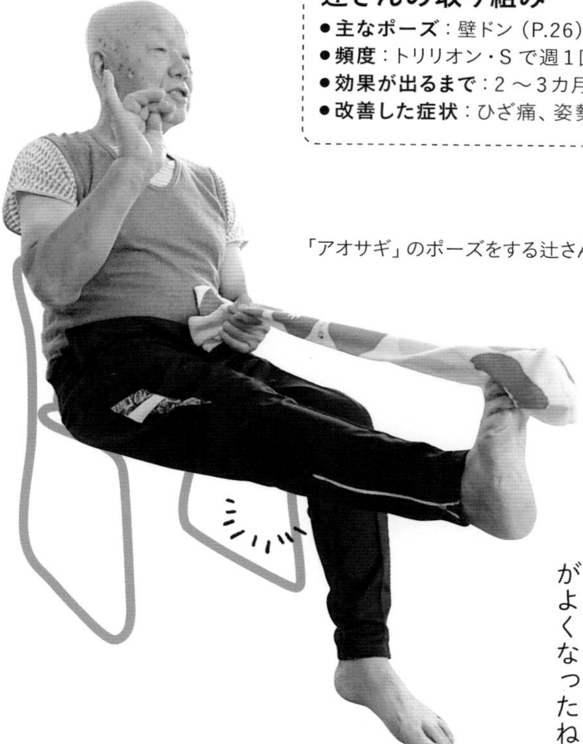

「アオサギ」のポーズをする辻さん。

夫婦でひざ裏のばしを始めてからひざを動かしやすくなり、弘子さんに「姿勢がよくなったね」と言われた辻さん。同時にダイエットを始め、弘子さんが食事を工夫してくれたこともあり、体重は５kg以上減りました。ひざ裏のばしとダイエットの効果で階段を上がるのも楽になり、血圧も下がって体の調子がよくなっていると感じているそうです。

「お互いの存在がひざ裏のばしを続けるよい刺激になっている」と話す弘子さん。辻さんも、「これからも夫婦でひざ裏のばしを続けていきたい」と話してくれました。

巻頭ルポ❸

ひざの曲げのばしが軽くなった血行がよくなっている実感あり！

髙見妙子さん 91歳

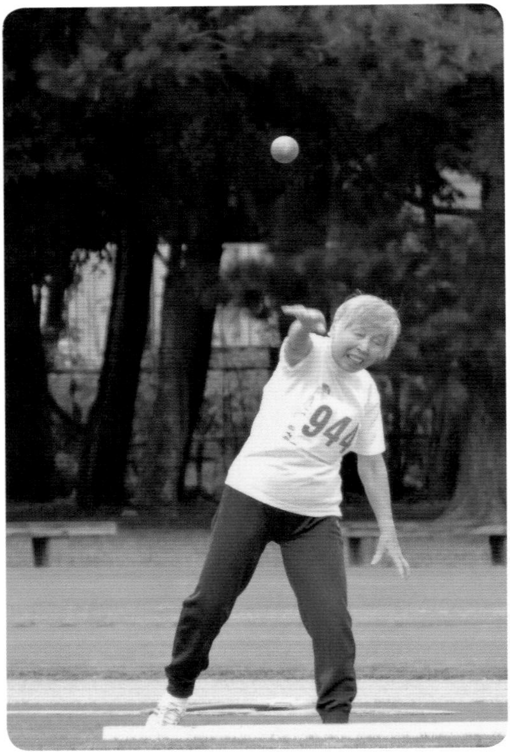

大会に出場する髙見さん。89歳のときの写真。

マスターズの日本記録をもつもひざの痛みに悩まされていた

若い頃は実業団で砲丸投の選手をしていて、ボート部にも所属したほど運動が大好きだった髙見さん。結婚後は運動から遠ざかっていましたが、70代で再開。投てき五種などではマスターズの日本記録をもっています。ただ、ここ数年はひざが痛くて曲がらないので正座ができず、階段を上るのもつらい状態でした。

懸垂やウォーキングが今の日課に

ひざの痛みをなんとかしたい、という思いで娘さんとかわむらクリニックを訪れた髙見さんは、川村先生の指導を受けて、休み休みひざ裏のばしを続けました。

足裏やひざまわりにボールを転がして刺激を与えたり、タオルを使って「アオサギ」のポーズを続けたところ、血行がよくなっている実感があったそう。「ボールを押しつけると足全体にぐーっと染みてくる感じがして、その刺激がものすごくよかったです。ひざの曲げのばしが軽くなりました」と髙見さん。

競技は引退しましたが、ぶらさがり健康器で懸垂をしたり、ウォーキングをしたりと、今も日々の運動を楽しんでいるそうです。

髙見さんの取り組み

- **主なポーズ**：両手アオサギ（P.46）、ボールしげき（P.52）など
- **頻度**：休み休み、できるだけ継続
- **効果が出るまで**：1ヵ月半
- **改善した症状**：ひざ痛

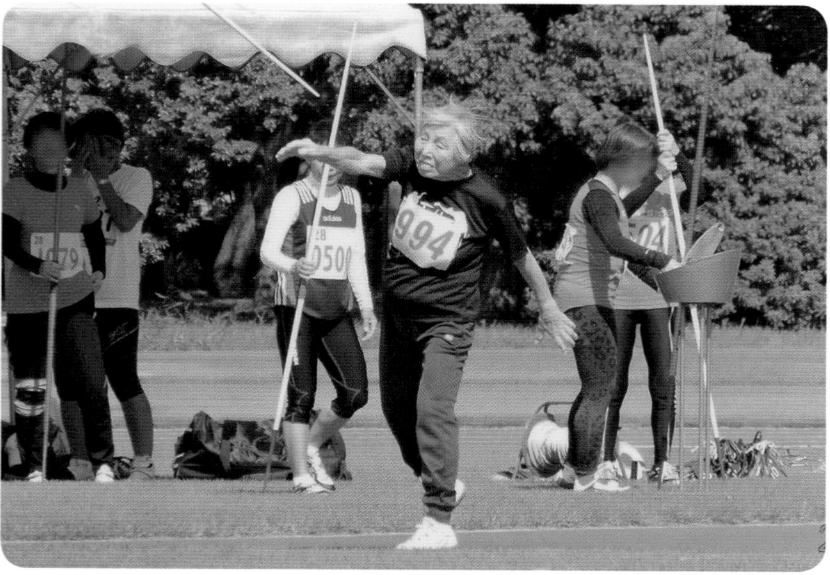

競技時代の髙見さん。なんとマスターズ（W85）で投てき五種、重量投、ハンマー投の日本記録をもっています（2020年3月現在）。

どうしてひざ裏をのばすの？

本書ではひざ裏をのばすことで元気になるためのポーズを紹介していますが、
なぜ、ひざ裏をのばすと心身の不調が改善し、ひざや腰が痛くなくなったり、
姿勢がよくなったり、気持ちが元気になったりするのでしょうか。
その鍵は、人間の「伸展力」にあります。

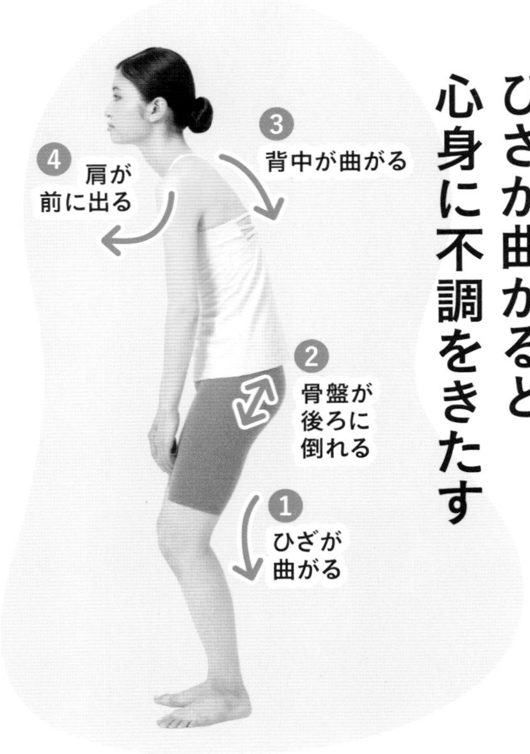

4 肩が前に出る
3 背中が曲がる
2 骨盤が後ろに倒れる
1 ひざが曲がる

ひざが曲がると心身に不調をきたす

「伸展力」とは、体をのばす筋肉の力のこと。主に体の後ろ側の筋肉が伸展力を担っていて、重力に逆らい、体をまっすぐにして立っています。

しかし加齢や病気によって伸展力が衰えると、体は重力に逆らえなくなり、まず伸展力の起点となっているひざが曲がります。ひざが曲がると、太ももの筋肉が縮む↓骨盤が後ろに倒れる↓腹筋がゆるむ↓背中が曲がる↓首や肩が前に出る、というふうに連鎖反応が起こり、腰の曲がった姿勢になってしまうのです。

まっすぐ立てなくなると姿勢の悪化からなる腰痛・腸のトラブル、呼吸が浅くなることによる血行不良・代謝の低下・免疫力の低下・自律神経の乱れ・認知機能への悪影響など、さまざまな不調を引き起こしかねません。また、ひざが曲がることで歩きにくくなり、転びやすくもなってしまいます。

ひざをのばせば不調が改善！

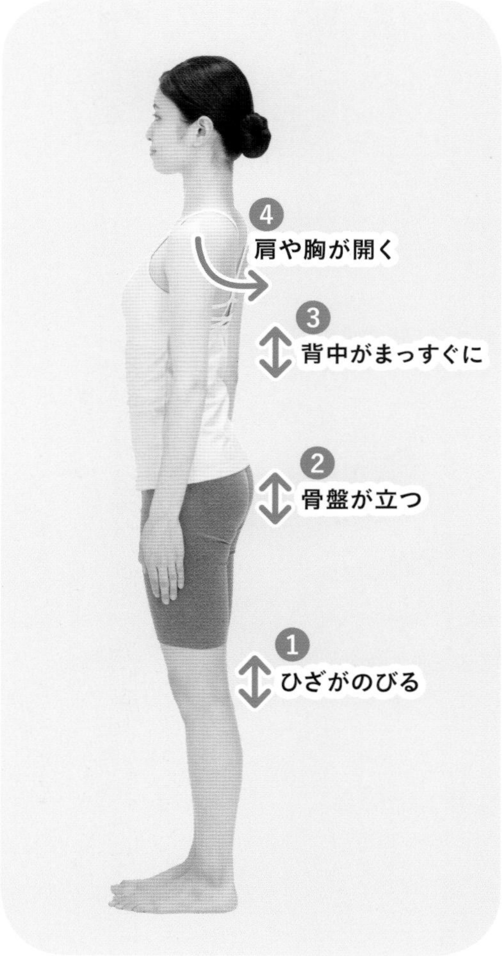

4 肩や胸が開く
3 背中がまっすぐに
2 骨盤が立つ
1 ひざがのびる

すべてスッキリ！

- ひざ痛
- 腰痛
- 腸トラブル
- 血行不良
- 免疫力
- 自律神経
- 認知機能

体の不調を改善するには、伸展力の起点となっているひざ裏をのばすことが大切です。ひざ裏をのばすと、ひざが曲がったときに起きる連鎖反応と反対のことが起こります。骨盤が立ち、おなかに力が入り、背すじがのびて、肩や胸が開きます。

骨盤が立つと内臓の働きがよくなります。肩や胸が開くと呼吸が深くなり、体幹に力が入りますし、代謝と免疫力が上がり、自律神経が整います。さらに、ひざ裏がのびることで歩きやすくなるので、運動量が増えます。このようにして、体の調子を整えていくことができるのです。

まずは、体の状態を知ろう

シニアの体の状態は元気さんから寝たきりさんまで、さまざま。
本書では体の状態で第１章から第５章に分け、それぞれの状態に適した
ひざ裏のばしの運動を紹介しています。ひざ裏のばしを続けて、
体の状態がひとつ前の段階に戻った例もあります。
「老いの坂道」の逆行を目指しましょう。

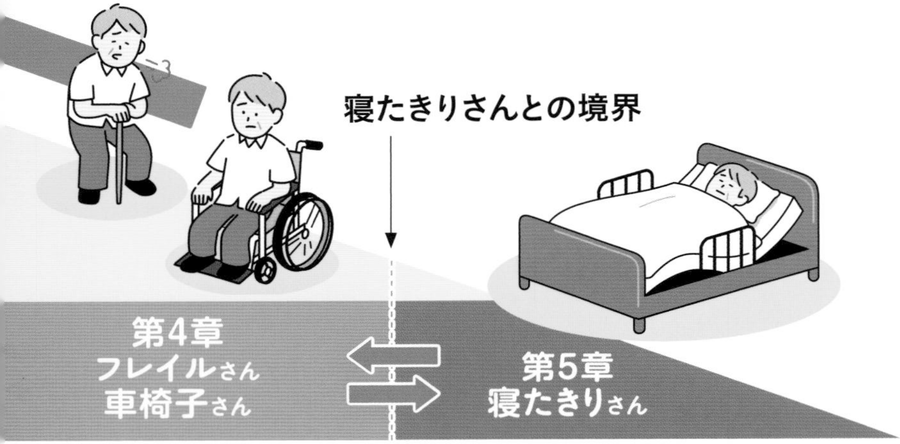

元気さん　第1章（P.25）へ

ひざ痛さん・腰痛さん　第2章（P.39）へ

フレイル予備軍さん　もしくは　フレイルさん　第3章（P.55）でフレイルチェックをしましょう（P.56）

車椅子さん　第4章（P.69）へ

寝たきりさん　第5章（P.85）へ

フレイルとは？

「フレイル」は日本老年医学会が提唱する概念で、「健康と要介護状態の間の、弱っている状態」をさします。介護度でいう要支援2～要介護2の状態です。多くのシニアは、フレイルの段階を経て要介護状態へ進むといわれています。

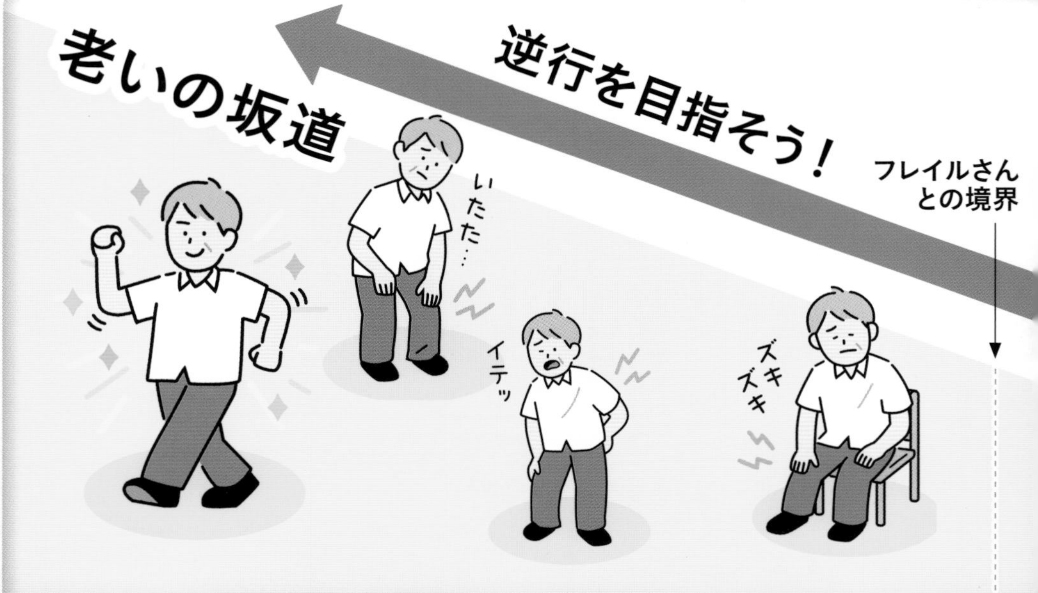

老いの坂道
逆行を目指そう！
フレイルさん
との境界
いたた…
イテッ
ズキズキ

第1章
元気さん

第2章
ひざ痛さん
腰痛さん

第3章
フレイル
予備軍さん

体の状態チェックリスト

ひざ裏のばしを行うシニアの体の状態をチェックして、どの章の運動をするか決めていきましょう。第5章が一番体に負担のかかりにくいポーズで、章の番号が若くなるごとに運動強度が高くなっていきます。右の項目を上から順に見て、当てはまる項目があるか確認していってください。体の状態が当てはまる章へいくと、さらに詳しくチェックできます。

- □ 特に体の不調なし

- □ ひざや腰が痛い

- □ 食事量が減った
- □ 飲み物でむせる
- □ 歩くのが遅くなった
- □ 元気がない
- □ 物忘れが気になる

- □ 車椅子を使っている

- □ 寝たきりだ

ひとりひとりに合わせた メニューの組み立て方

本書では30種類のポーズを紹介していますが、
そのすべてをやる必要はありません。体の状態にあった章を選び、
その中からまず「基本のポーズ」をやってみましょう。
できるようになったら少しずつ運動量を増やしていきますが、
一番大切なのは毎日続けることです。

1 どの章のポーズをするかを決める

P.20 〜21の「体の状態チェックリスト」を見て、体の状態がどの章に当てはまるかの見当をつけます。それぞれの章にある詳しいチェックリストで、当てはまるかどうかを確認しましょう。複数の章に当てはまる場合は、痛みがなく、無理なく安全に行えるポーズが載っている章を選んでください。

2 「基本のポーズ」をやってみる

第2〜5章までのそれぞれの章では、「基本のポーズ」が決められています。ふたりでできるポーズとひとりでできるポーズがそれぞれ1つずつ紹介されているので、まずはそのどちらかをやってみましょう。第1章は3つすべてが基本のポーズですが、まずは「壁ドン」から始めてください。

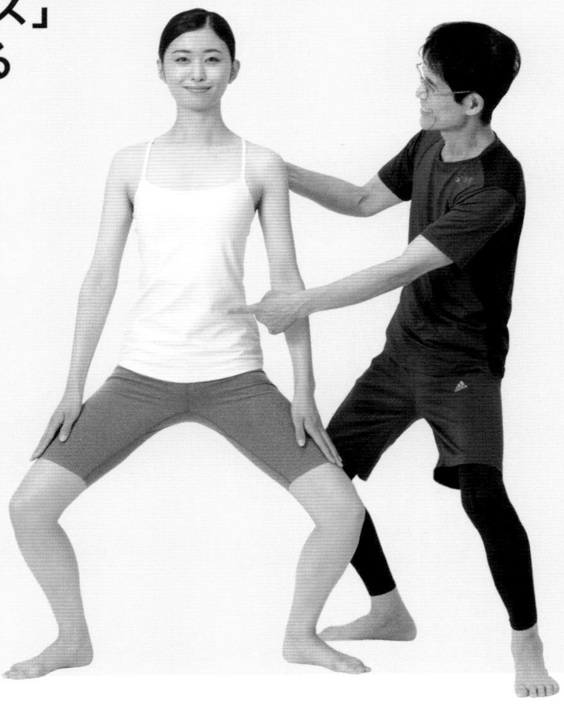

3 まだまだできそうなら、運動量を増やしていく

「基本のポーズ」ができるようになってきたら、少しずつ運動量を増やしていきましょう。合計で2 ～5ポーズが目安です。
基本のポーズを行う回数や秒数を増やしてもいいですし、同じ章から別のポーズを選んで、ポーズの種類を増やしてもOK です。目標は、1つ前の章のポーズも行い、体のレベルを上げていくことです。

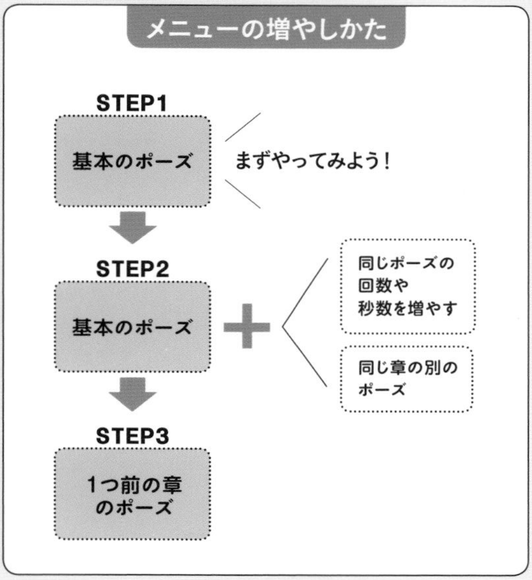

メニューの増やしかた
STEP1
基本のポーズ
まずやってみよう！
STEP2
基本のポーズ
＋
同じポーズの回数や秒数を増やす
同じ章の別のポーズ
STEP3
1つ前の章のポーズ

4 5秒でOK！なるべく毎日続けよう！

ひざ裏のばしで大切なことは、1日1ポーズ、たった5秒でもいいので毎日続けること。毎日続けることで筋力や柔軟性が養われます。ただし、ひざや腰、股関節が痛んだり、体調が悪いときは無理をしないでください。

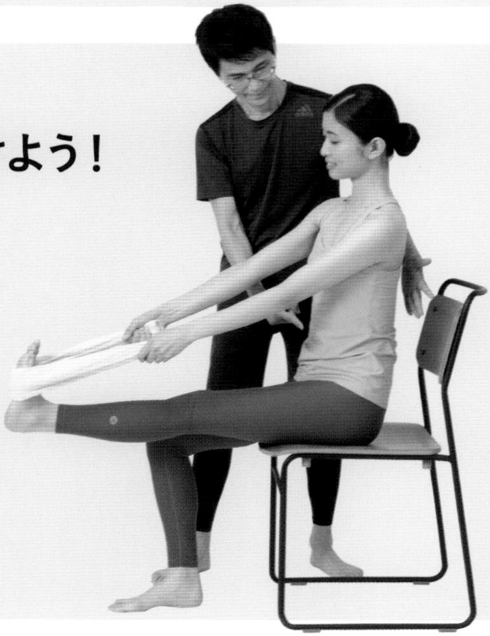

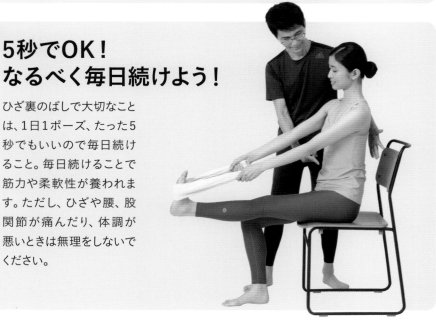

準備するもの

本書のひざ裏のばしをするために必要なものを以下に紹介します。

◯ フェイスタオル

長さ80cm ほどのタオル。4つに折り、幅を細くして「アオサギ」や「ギッコンバッタン」のポーズで使う。片手アオサギを行うときは、長さが90cm 以上あるとやりやすい。

◯ 硬式テニスボール

「足裏コロコロ」「ひざ裏コロコロ」「ボールしげき」のポーズで使う。床など固い場所で行うほうが、ベッドの上で行うより転がしやすい。

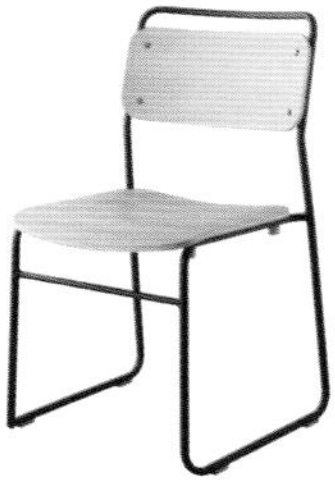

◯ 椅子

キャスターの付いていない、背もたれのある椅子。「椅子ドン」「椅子ひざ裏のばし」「椅子筋トレ」などのポーズで使う。ガタガタせず、安定感のあるものを使う。

◯ ソフトテニスボール

「ボールニギニギ」で使う。もし手に入らなければ、タオルを固結びした結び目を用いて代用できる。

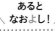

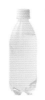

◯ 500mlペットボトル

円柱の形をしているもの。「ひざ裏コロコロ」のポーズで、テニスボールがないときに代用できる。未開封のもののほうが強度が高い。フェイスタオルを巻いて使用する。

＼ あると なおよし！ ／

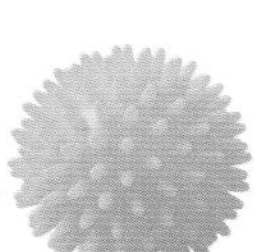

◯ トゲトゲボール

硬式・ソフトともにテニスボールの代わりに使うと、より刺激を与えられる。『のばすだけで、体がよみがえるひざ裏のばしボール＆タオル』（川村明著、主婦の友社）の付録や全国のスポーツショップ、バラエティショップなどで購入可能。

第1章

元気さん向け基本のケア

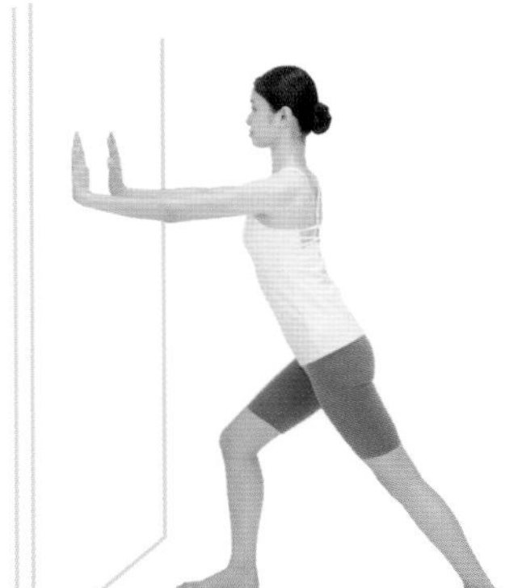

すべての基本となる3つのポーズ
「壁ドン」「壁ピタ」「ワン・ツー・スリー」を
ご紹介します。
1ポーズ1分ほどでできるので、
全部やってもたったの3分。
ぜひ毎日続けてみてください。

ひとりでできる

体がよみがえる ひざ裏のばしのすべての基本

壁ドン

ひざ裏をのばし、背中の筋肉や体幹を鍛え、内臓の血行をよくするポーズです。壁を押すことよりも、体をのばすことを意識して。

ねらい ▶▶▶ ひざ痛改善 ｜ 腰痛改善 ｜ ぽっこりおなか改善 ｜ 免疫力アップ

ここを刺激!

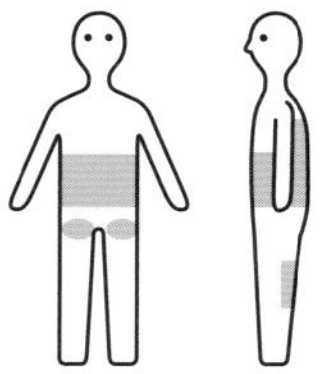

背中、体幹、
股関節、ひざ裏

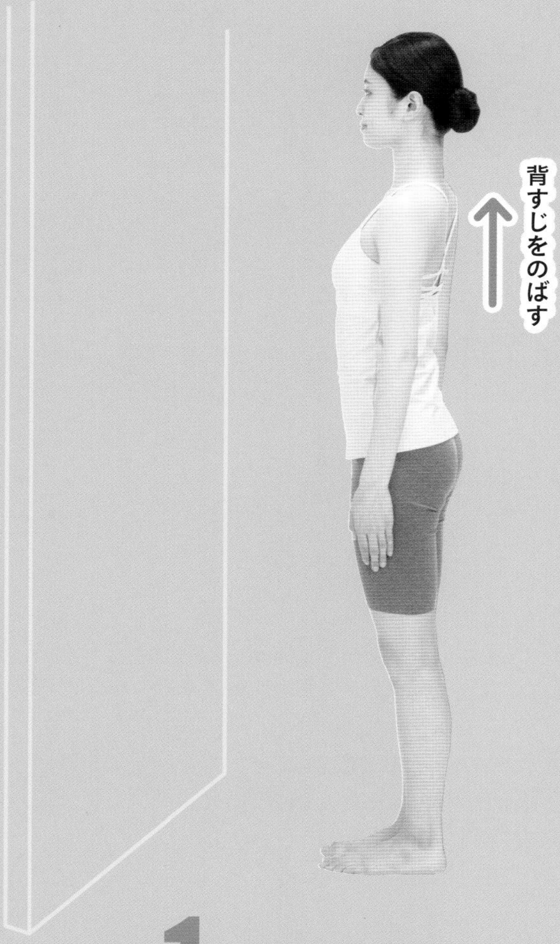

1 背すじをのばし、
両足を揃えて壁の前に立つ。

動画でチェック!

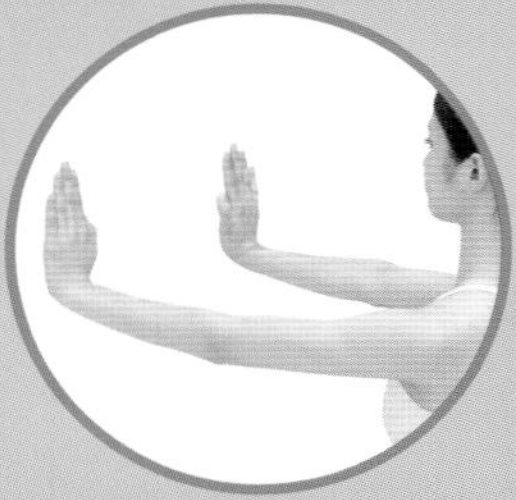

ここに注目

手は肩と同じ高さで、
肩幅に開く。
まっすぐ前を見る。

注意!

ひざが腫れたり、**痛んだり**する
ときは無理せず中止する

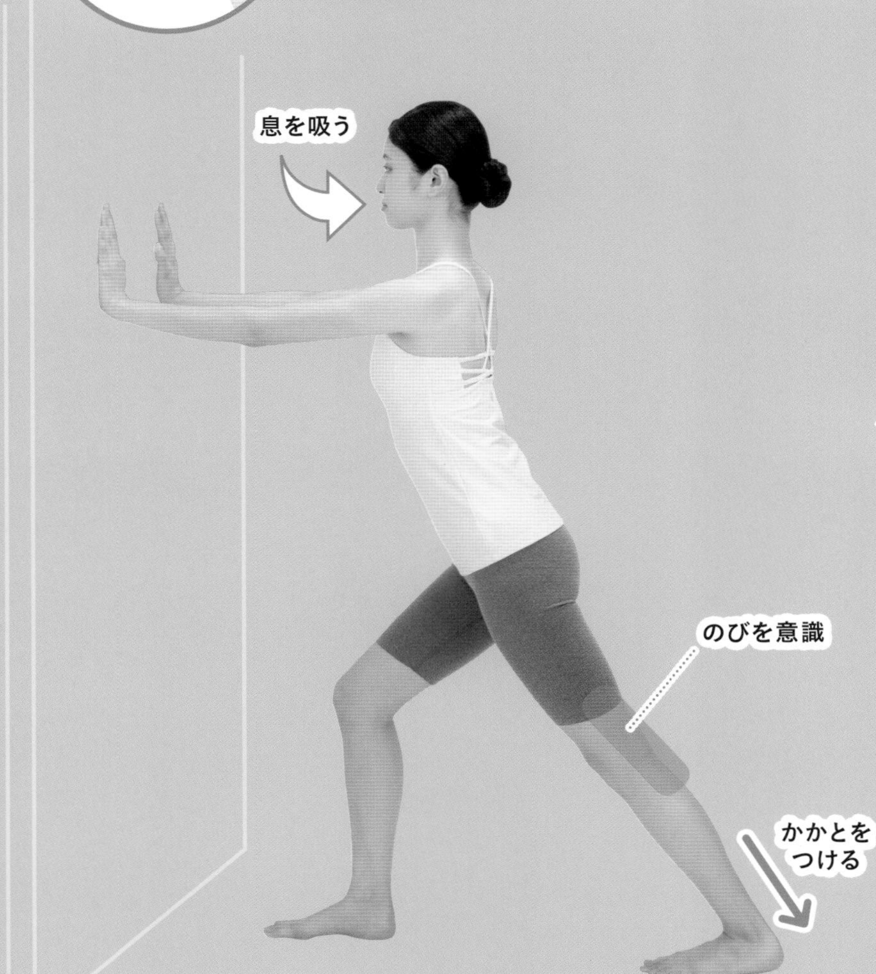

2

**足を前後に開き、前足を曲げる。
後ろ足のひざ裏をのばして壁に両手をつき、
大きく息を吸う。**

← 3へ続く

ここに注目

ひざ裏をのばし、
かかとで床を押す。

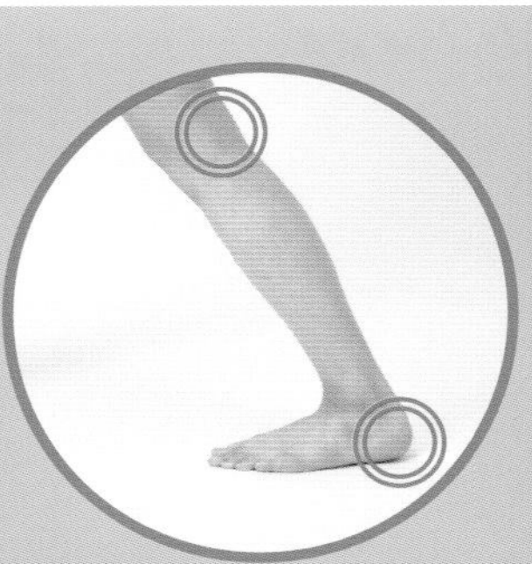

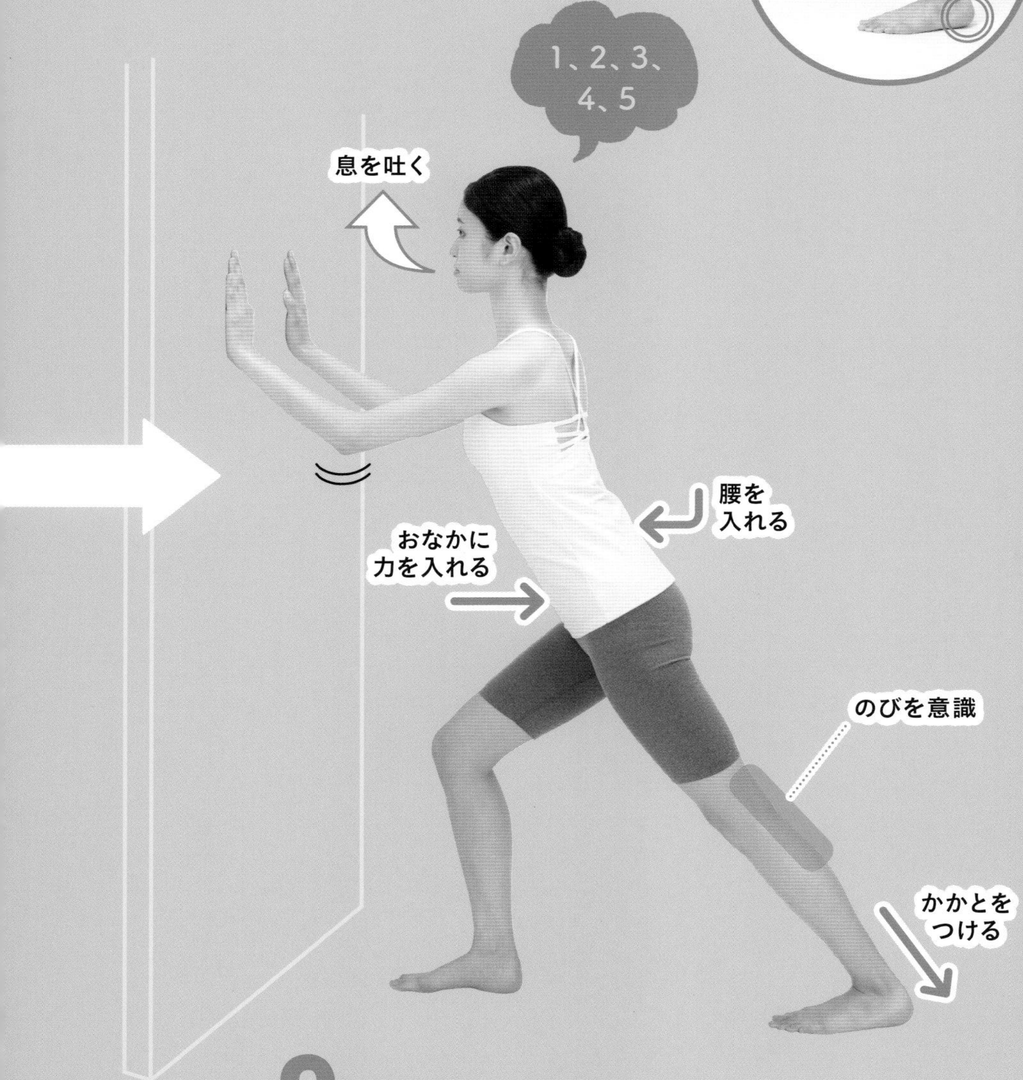
1、2、3、
4、5
息を吐く
腰を
入れる
おなかに
力を入れる
のびを意識
かかとを
つける

3 息を少しずつ吐きながら、壁を5回押す。

NGポーズ

- 背すじが曲がる
- ひじが曲がる
- 後ろのひざが曲がる
- かかとが浮く

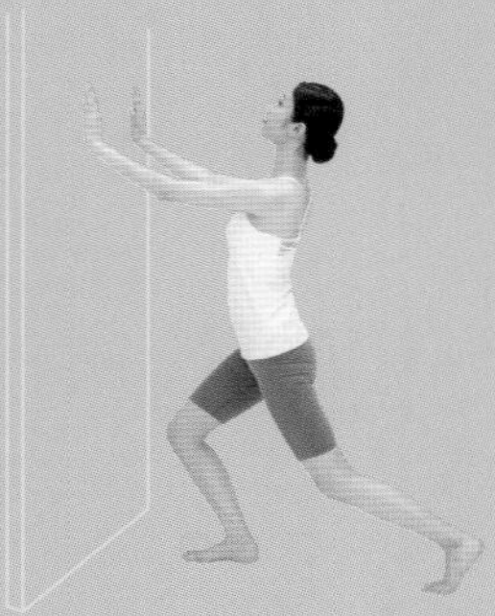

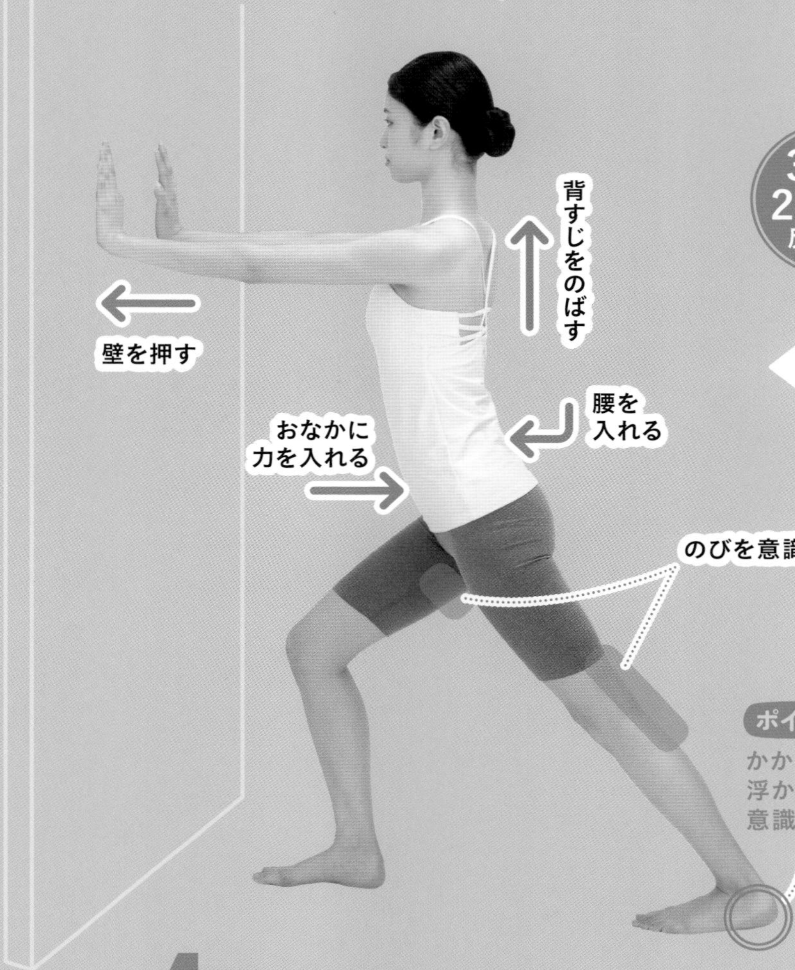
背すじをのばす
壁を押す
腰を入れる
おなかに力を入れる
のびを意識
ポイント
かかとが床から浮かないように意識する

3~4を2回くり返す
反対側も

4 息を止めて、両手をのばして壁を押す。5秒間キープする。

ひとりでできる

体幹の筋肉を鍛えて、ゆがみを直す

壁ピタ

かかと、腰、背中の3つの点を一直線に並べ、正しく立つポーズです。ひざ裏ものばすことができます。

ねらい ▶▶▶ 姿勢改善　体幹強化　内転筋の強化

ここを刺激!

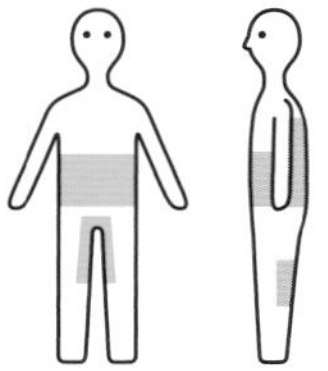

肩甲骨、体幹、内転筋、ひざ裏

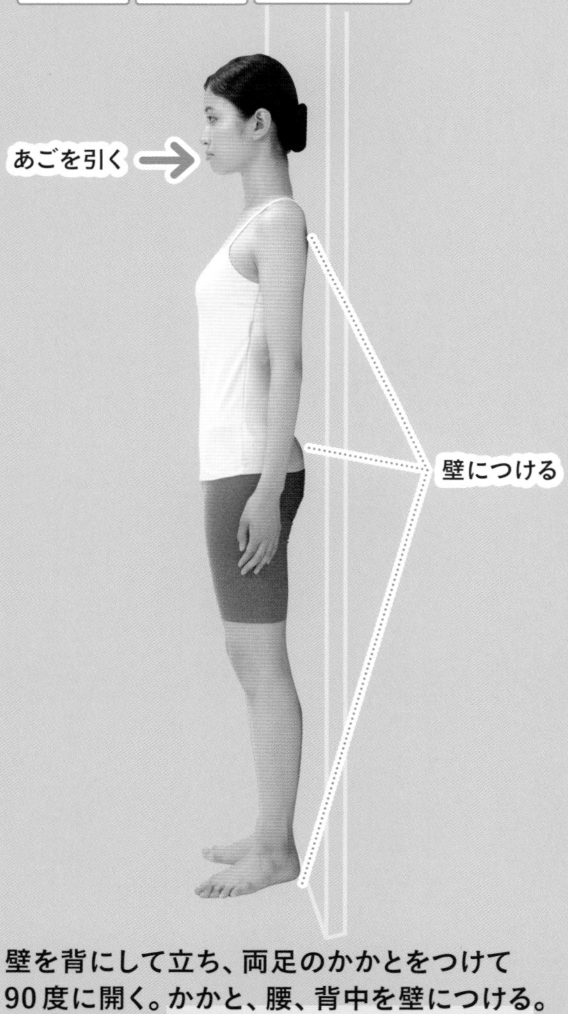

1 壁を背にして立ち、両足のかかとをつけて90度に開く。かかと、腰、背中を壁につける。

動画でチェック!

注意!

ひざが腫れたり、**痛んだり**する
ときは無理せず中止する

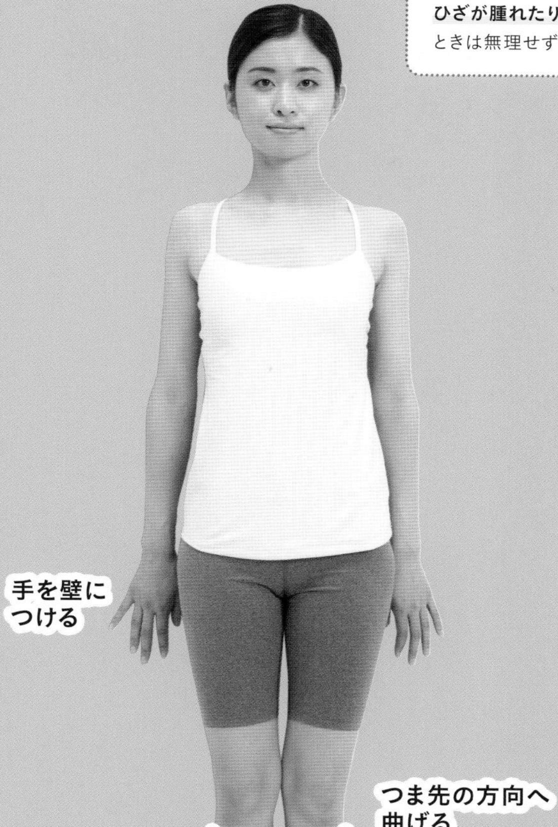

2 腰を落とし、ひざを曲げる。

← 3へ続く

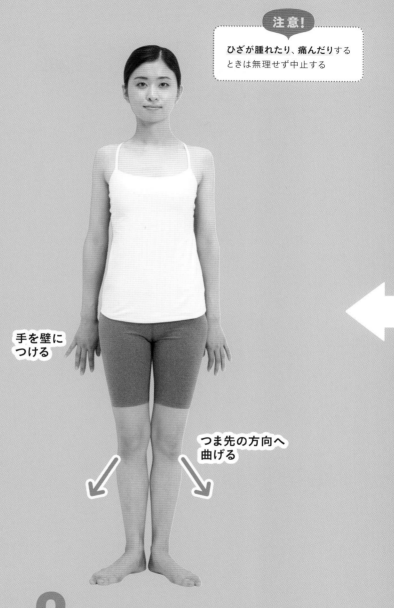

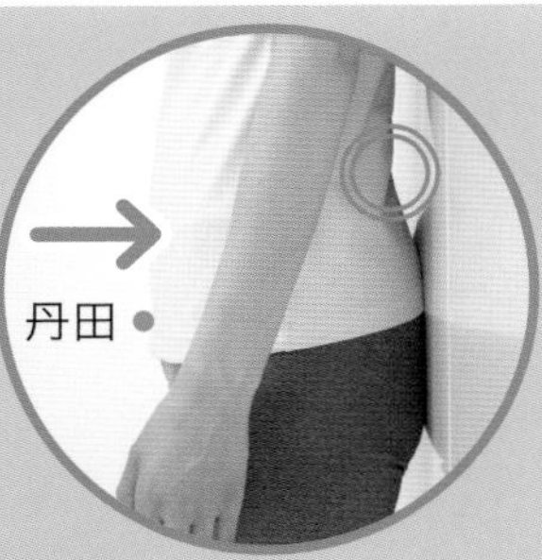

ここに注目

腰と壁の間のすき間を減らすように、へその下の「丹田《たんでん》」という部分を壁に押しつけるようなつもりで。

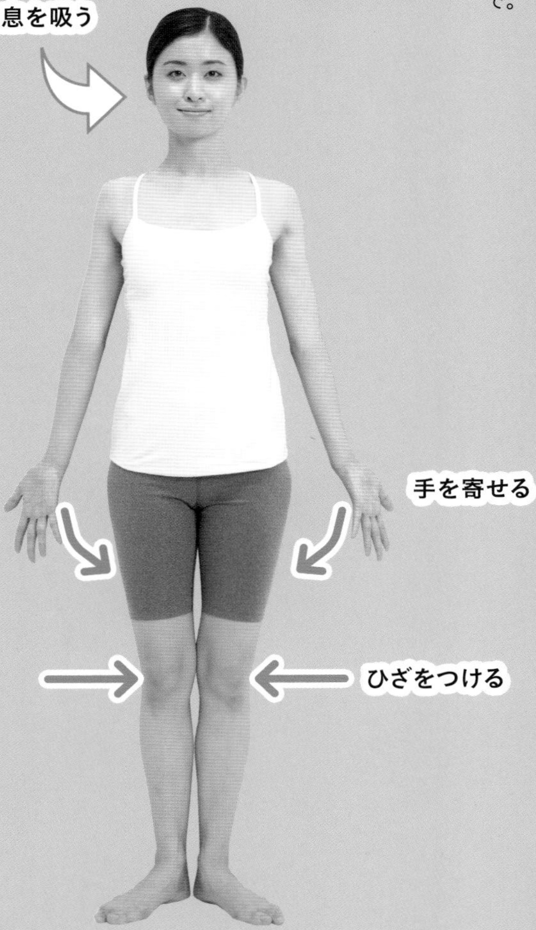

3

息を吸い、ひざを寄せる。
手の甲を壁につける。
肩甲骨を寄せるように、手を体に寄せる。

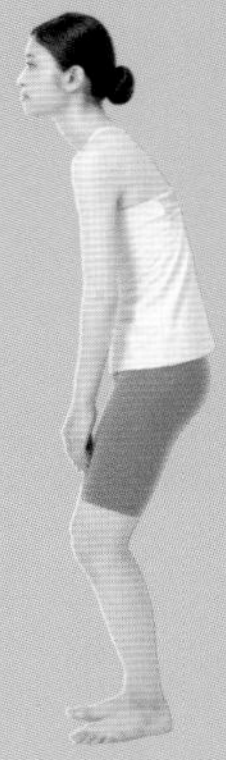

NGポーズ

- 終わった後、壁から離れるときに姿勢が崩れる

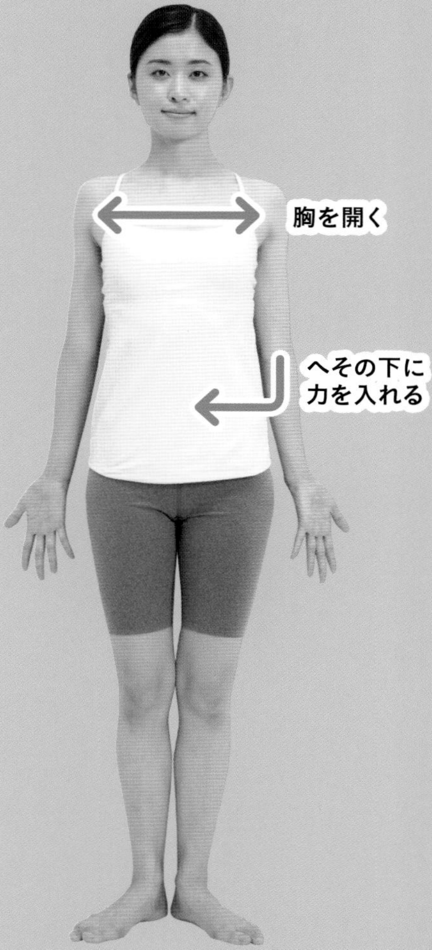

4 **軽く息を吐く。次に息を吸いながら、おなかをひっこめる。**
壁と腰の間のすき間をうめるように、
へその下に力を入れて、5秒間キープする。

ひとりでできる

下半身を鍛え、
ひざ裏がのびやすい体をつくる

ワン・ツー・スリー

体を沈め、パンパンとたたくことで筋肉を瞬間的に緊張させるポーズです。自律神経が整い、血流が改善します。

ねらい ▶▶▶ 下半身強化 | 自律神経を整える | 血流アップ | 呼吸改善

ここを刺激!

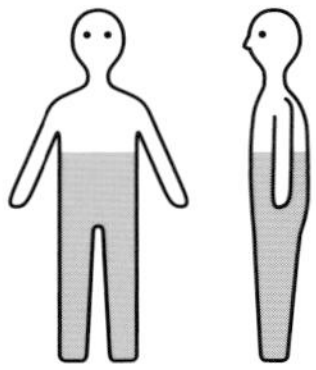

体幹、下半身全体
（特に内転筋）

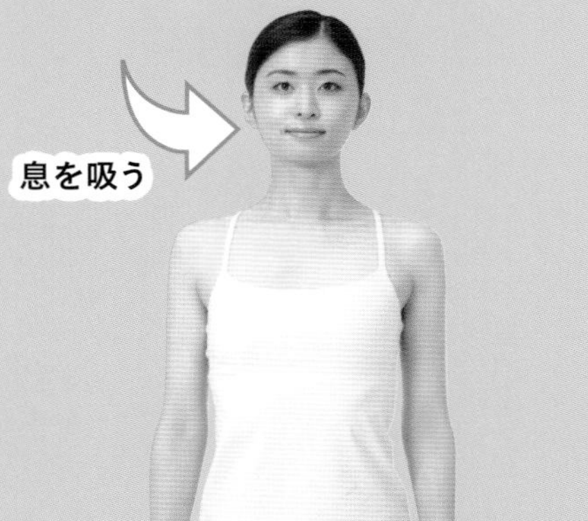

注意!

ひざが腫れたり、痛んだり、股関節が痛んだり、違和感があったりするときは無理せず中止する

1

足を腰幅以上に大きく開いて立つ。息を大きく吸う。

＼動画でチェック!／

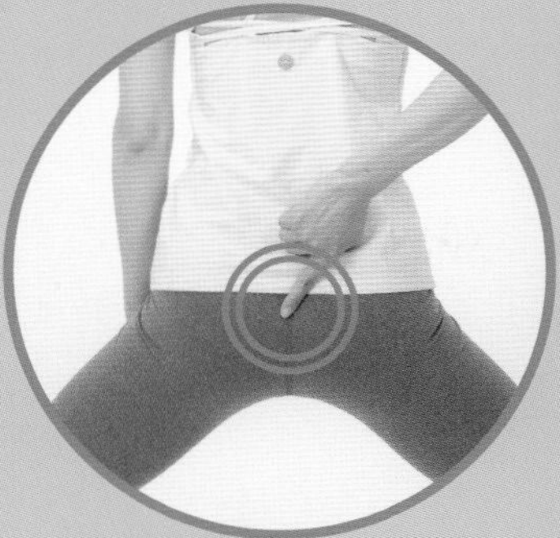

ここに注目

尾てい骨をまっすぐ下ろすように腰を下げる。

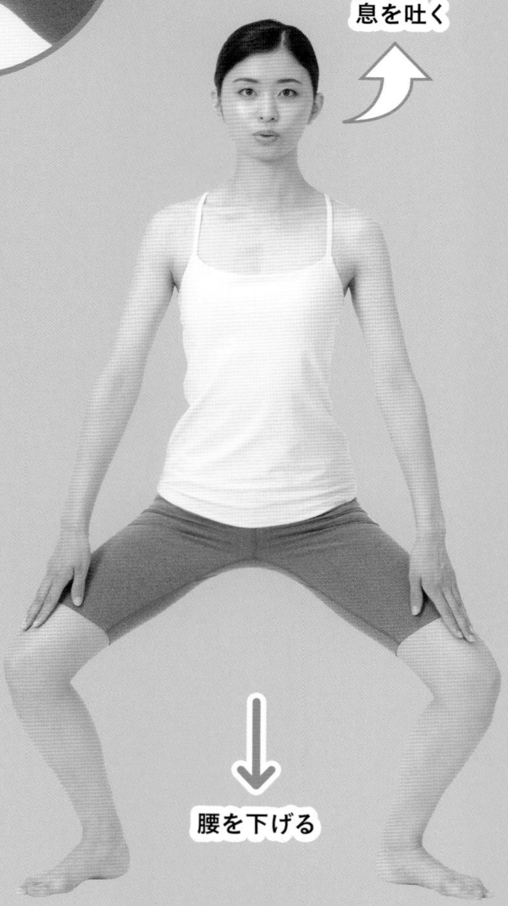

2

息を吐きながら腰をまっすぐ、ゆっくり下ろしていく。

3へ続く

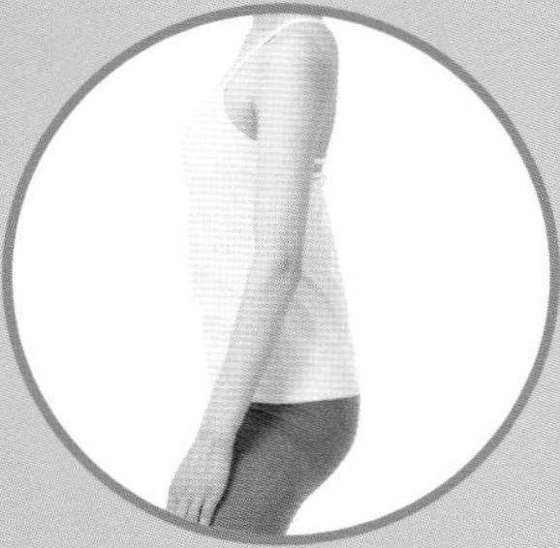

ここに注目

前に倒れたり、後ろに倒れたりしないようにまっすぐ背すじをのばす。

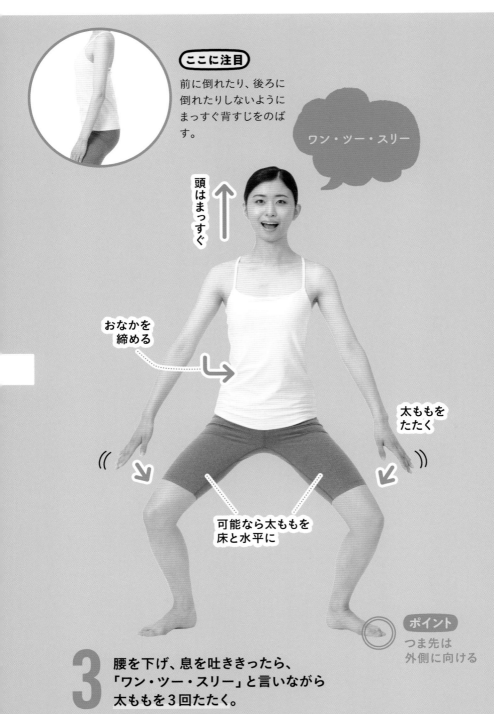

ワン・ツー・スリー
頭はまっすぐ
おなかを締める
太ももをたたく
可能なら太ももを床と水平に

ポイント

つま先は外側に向ける

3 腰を下げ、息を吐ききったら、「ワン・ツー・スリー」と言いながら太ももを3回たたく。

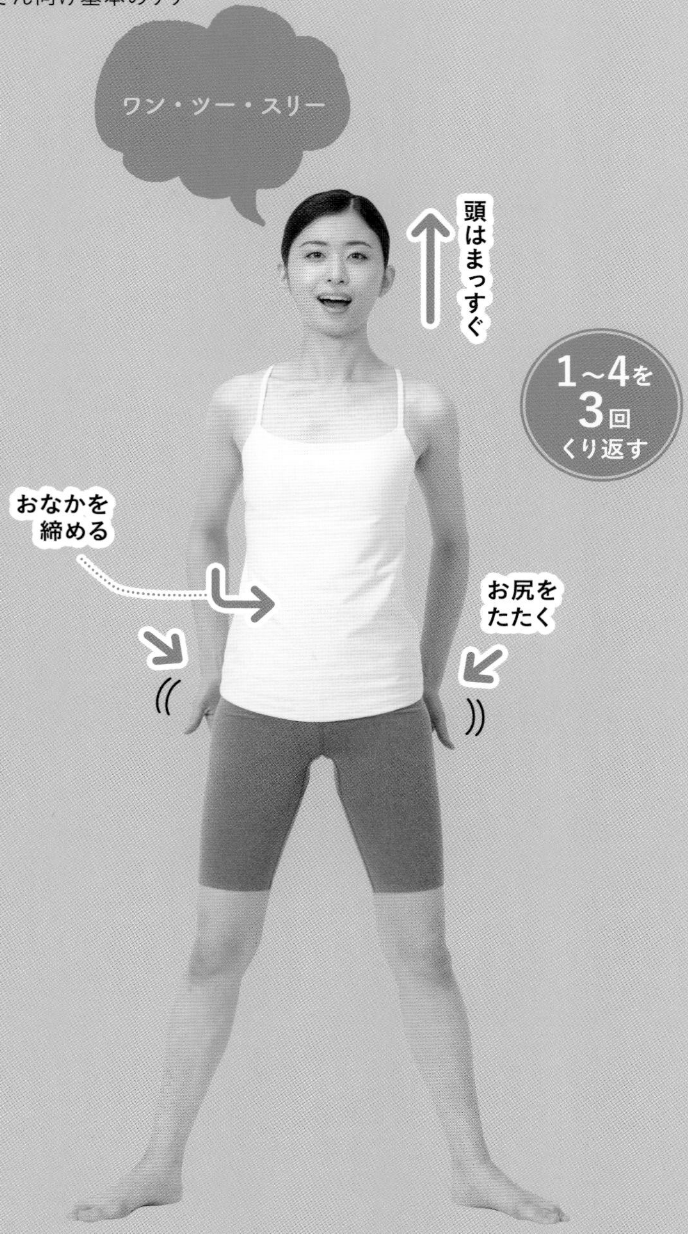

4 息を吸って立ち上がり、「ワン・ツー・スリー」と言いながらお尻を3回たたく。

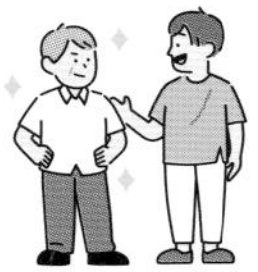

ひざ裏のばしを行うときは たくさん声をかけよう

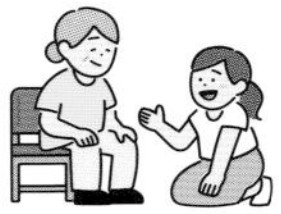

シニアと一緒にひざ裏のばしを行うときは、明るく声をかけ、とにかくほめることが大切です。
ほめることで自尊心が高まり、達成感が得られ、「また明日もやろう」という意欲がわいてきます。
ポーズそれぞれで使える声かけの例は、各ポーズのページを参照してください。

ひざ裏のばしに誘うとき

ひざ裏をのばすと体にいいことや、続けないと元に戻ってしまうことなどを織り込みながら、気軽な調子で誘います。

ひざ裏が硬く
なっていない？ ここを
のばすといいらしいよ

私もやってみたら、
腰が楽になったんだよ。
すごいから！

体がのびて
気持ちいいよ

1分だけ
やってみない？

ひざ裏を
のばすだけで
元気になれるんだって！

続けるモチベーションになるひとこと

できるようになってきたことを見つけてほめます。どんなささいなことでも、ほめることが大切です。

姿勢がよくなったね！
代謝もアップしちゃうね

力が強くなった
んじゃない？

顔色が
よくなったよ！

やる前より股関節の
可動域が広がったね！

足が温かくなってきた。
血行がよくなったね！

やりたくない気持ちのとき

継続することの大切さを説明しながら、少しだけでも体を動かすよう、うながします。

続けないと、
また元に
戻ってしまうよ

車椅子（寝たきり）に
ならないように、
ちょっとだけのばそう

続けないと、
また痛くなっちゃう
（硬くなっちゃう）よ

今日は5秒だけ
でいいから、
やってみない？

第2章

ひざ痛さん・腰痛さん向けケア

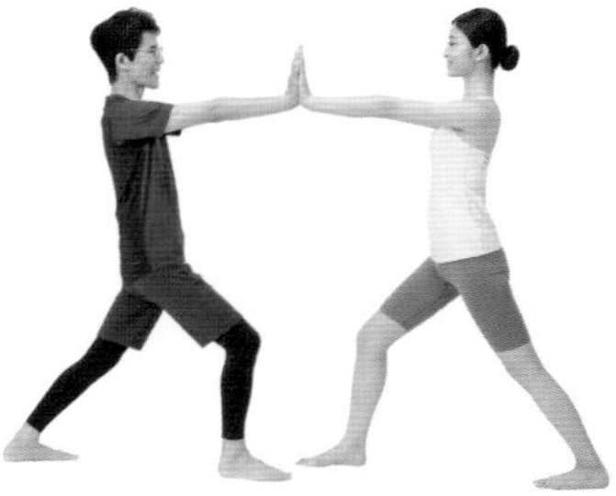

ひざが痛い方、腰が痛い方のための
ポーズを紹介しています。
痛みが強い方は決して無理をしないで、
中止してください。
痛くないポーズを選んで、
継続していきましょう。

ひざ痛さん・腰痛さんのためのひざ裏のばし

悩んでいる人がとても多いひざ痛・腰痛。ひざ裏のばしをして、
硬くなったひざ裏をゆるめることが、症状の緩和につながります。

ひざ痛さん・腰痛さんってどんな人？

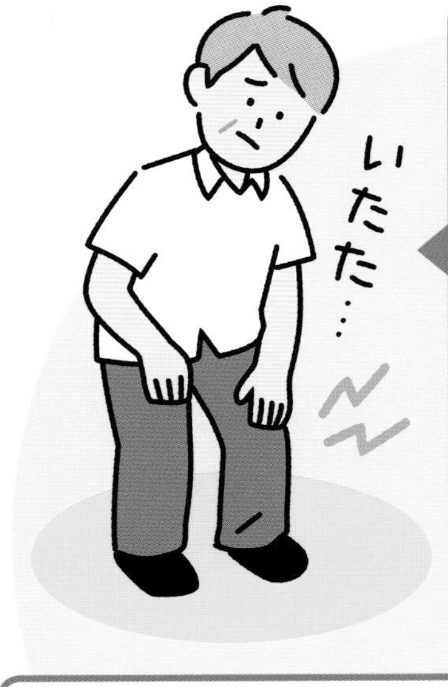

やってみよう!
ひざ痛さんのチェックリスト

□歩くのが遅くなった
□太ももが痩せた
□足がむくむ
□正座がしにくい
□立ち上がるとき、「よっこいしょ」とかけ声が自然に出る
□つまずきやすい

→当てはまる項目が多い人は、ひざ痛さん

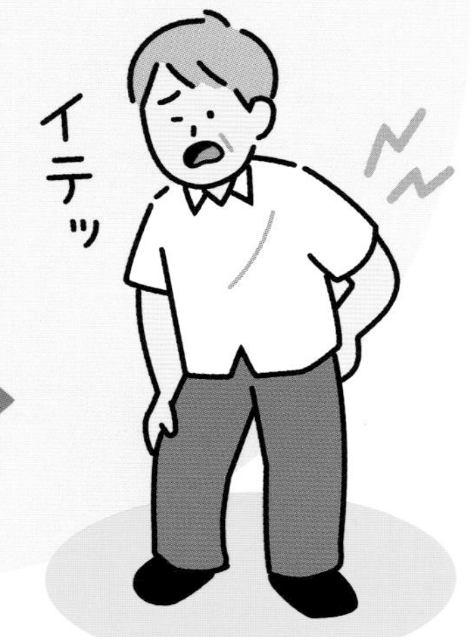

やってみよう!
腰痛さんのチェックリスト

□姿勢が悪い（猫背、ぽっこりおなか）
□便秘だ
□胸焼けがする
□肩こり、首こりがある
□ひざの不調がある

→当てはまる項目が多い人は、腰痛さん

ひざ痛さん・腰痛さんの体の状態

ひざ痛さんの場合

・体重がひざにかかり、痛みが出ている
・ひざ裏が硬くなり、曲がり、変形している
・ひざの軟骨が傷んでいる
・大腿四頭筋などの筋肉が弱っている
・肥満、立ち仕事、糖尿病、運動不足
・ダイエットの経験者
・閉経によるホルモンバランスの変化
など

腰痛さんの場合

・姿勢が悪い
・ひざ裏が硬くなっている
・肥満や糖尿病
・腰椎椎間板ヘルニア
・脊柱管狭窄症
・首の不調
など

↓ 改善のためにできること

ひざ裏をのばし、硬くなったひざをゆるめる

・硬くなったひざから腰につながる、さまざまな筋肉や、筋膜の動きをよくする
・ひざ裏にある腰痛の特効ツボ、委《い》中《ちゅう》を刺激する

ひざ痛さん・腰痛さんのひざ裏のばしメニュー

STEP 1　まずは基本のポーズ

2人 ふたり壁ドン (P.42)　　1人 両手アオサギ (P.46)

↓ 次に

STEP 2　ポーズを増やす

→ポーズの合計数は2 ～5くらいが目安

↓ 次に

STEP 3　第1章 (P.25) のポーズにチャレンジ!

ふたりで一緒に

ひざ裏と股関節をのばし、全身を動かす

基本のポーズ

ふたり壁ドン

ひざ裏をのばして血流をよくするポーズです。最後にグッと腰を入れることで、普段のばせない股関節をのばすことができます。

ねらい ▶▶▶ ひざ痛改善 | 腰痛改善 | 肩こり改善 | 血流アップ

ここを刺激!

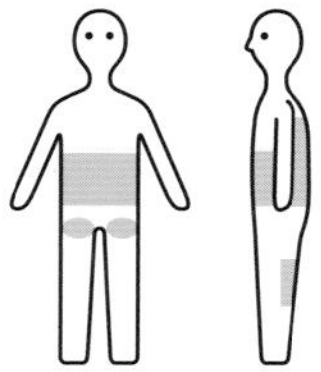

背中、体幹、股関節、ひざ裏

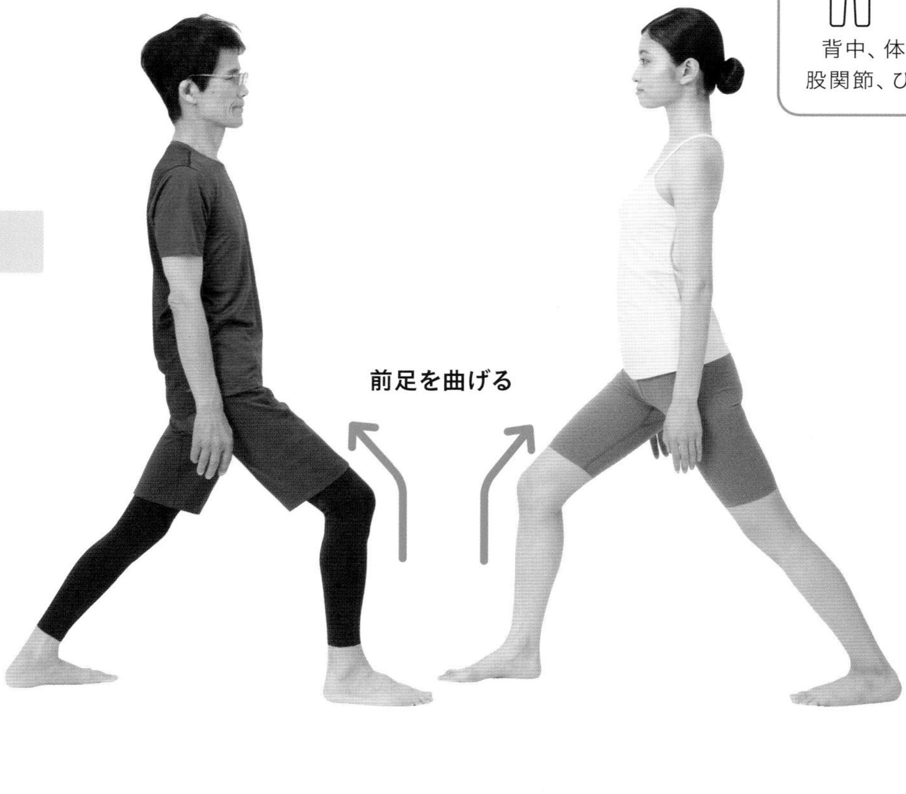

1

片足を前に出す。
前に出している足は曲げる。

動画でチェック!

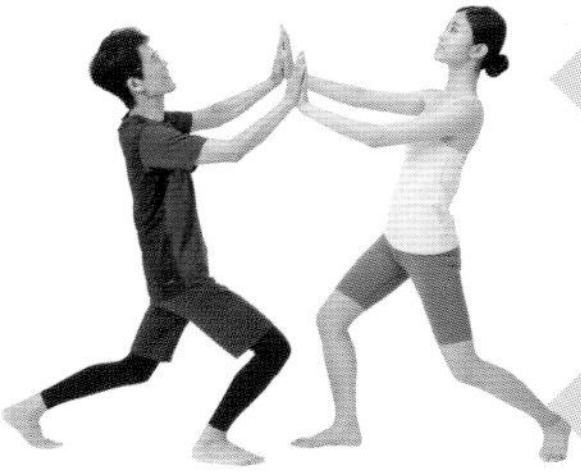

NGポーズ

- ひざが曲がる
- 後ろのかかとが浮く
- 背すじが曲がる

注意!

ひざや腰が腫れたり、痛んだりするときは無理せず中止する

2回
くり返す
反対側も

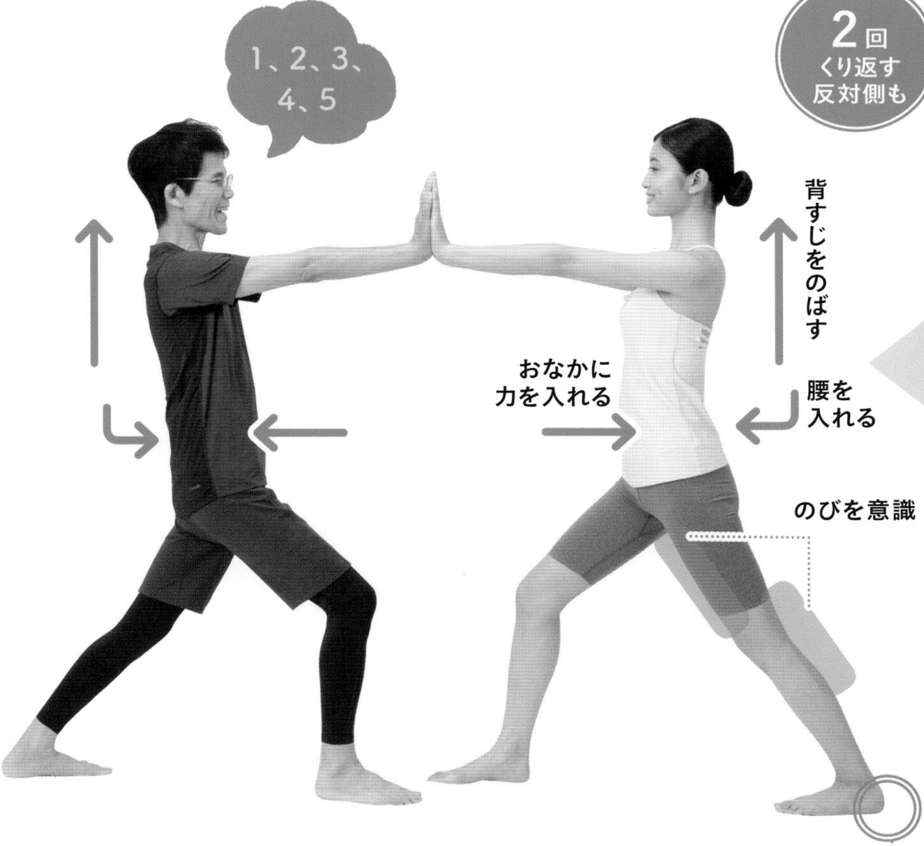

ポイント
かかとが床から浮かないように意識する

2 ふたりで手を合わせ5回押し合う。ひじをのばして5秒間キープする。

ふたりで一緒に

横隔膜を刺激し、体幹を鍛えつつ 内転筋にも力を入れる

壁ピタタオルはさみ

息を吸いながらおなかに力を入れることで、横隔膜を刺激して
体幹を鍛えます。タオルが抜けないように内ももに力を入れましょう。

ねらい ▶▶▶ 姿勢改善　骨盤矯正　ぽっこりおなかの改善　体幹強化　便秘改善

ここを刺激！

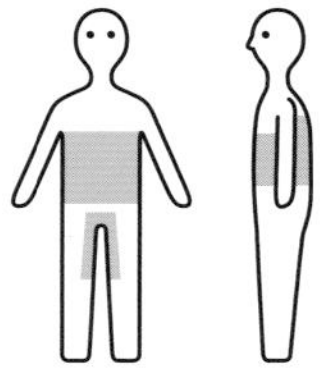

肩甲骨、体幹、
呼吸筋、内転筋

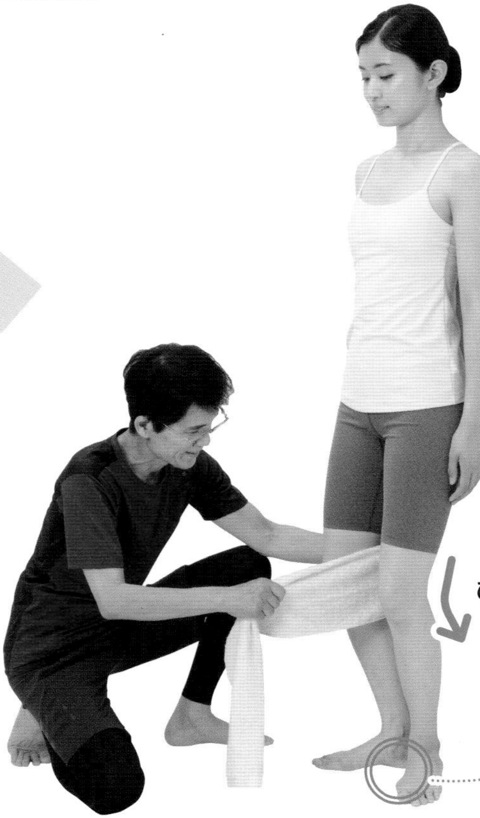

ひざを曲げる

ポイント

かかとが壁につかない
ときは1歩前に出る

1

壁を背にして立ち、両足のかかとをつけて90度に開く。
かかと、腰、背中を壁につける。
ひざを曲げる。

注意!

ひざや腰が腫れたり、痛んだり
するときは無理せず中止する

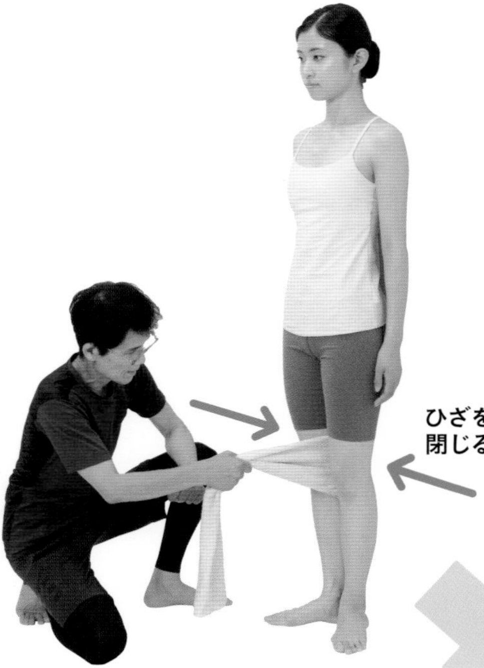

2

ひざの間にタオルの端を入れ、
ひざを閉じてタオルをはさむ。

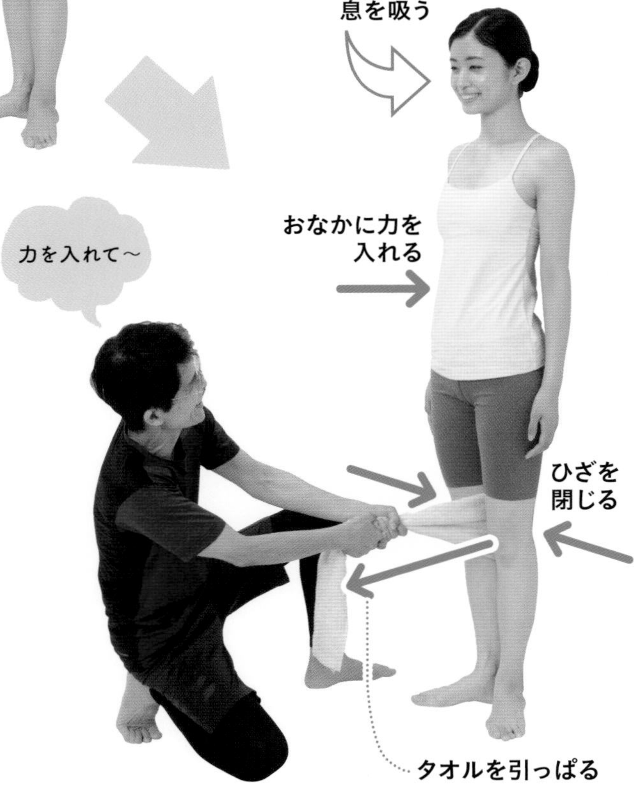

5秒キープ

3

息を吸い、
おなかに力を入れてタオルが抜けないよう
ひざを閉じる。介助者はタオルを引っぱる。

ひとりでできる

足裏アーチと内転筋に力を入れ、歩く練習になる

基本のポーズ

両手アオサギ

ひざ裏をのばし、体幹に力を入れることで足裏のアーチと内ももに力が入るポーズです。歩くための筋肉を鍛えることができます。

ねらい ▶▶▶ ひざが不安定な人の歩き方改善 腰痛改善

ここを刺激!

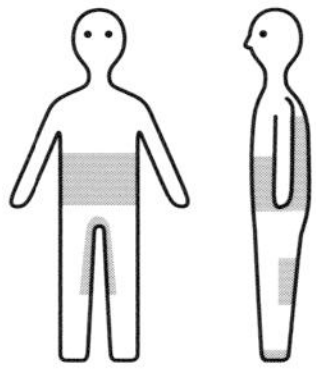

背中、体幹、ひざ裏、内転筋、足裏アーチ

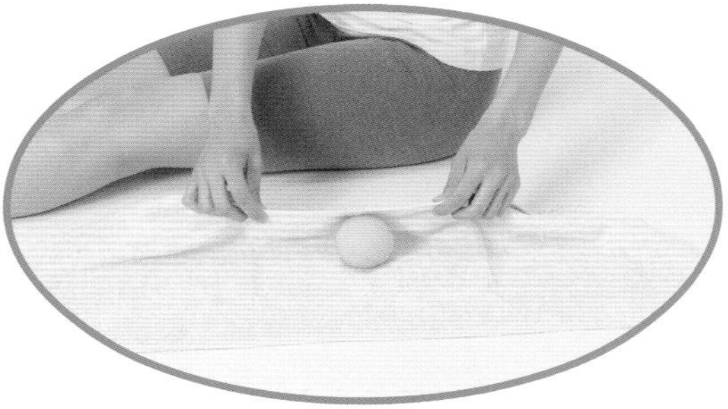

1 タオルのまん中に硬式テニスボールを入れる。(※)
ボールがない場合は、タオルのみでよい。

足裏に
ボールをあてる

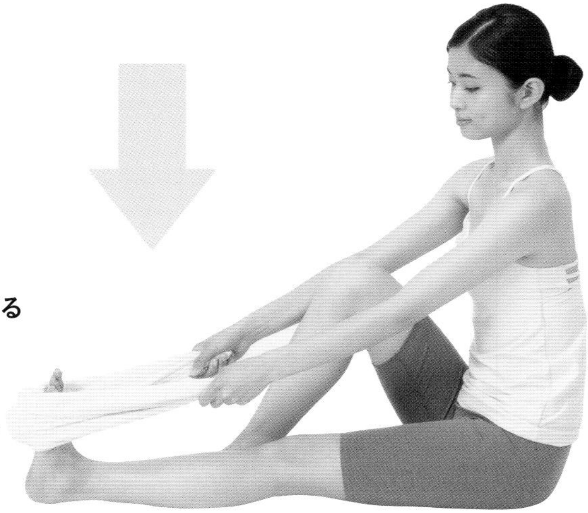

2 足を投げ出して座り、片足を曲げる。
のばしているほうの足の裏に
タオルをひっかけて、両手でタオルの端を持つ。

動画でチェック!

※トゲトゲボール(P.24)を使うと効果アップ!

注意!

ひざや腰が腫れたり、痛んだり
するときは無理せず中止する

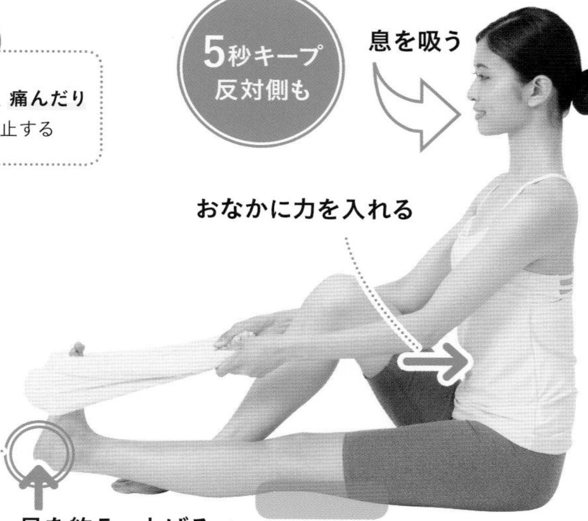
5秒キープ
反対側も
息を吸う
背すじをのばす
おなかに力を入れる
ポイント
かかとを突き出す
足を約5cm上げる
のびを意識

3

肩甲骨を寄せるように腕を引き、息を吸いながら
ひざをのばす。

両手アオサギが難しい人は

片手アオサギ

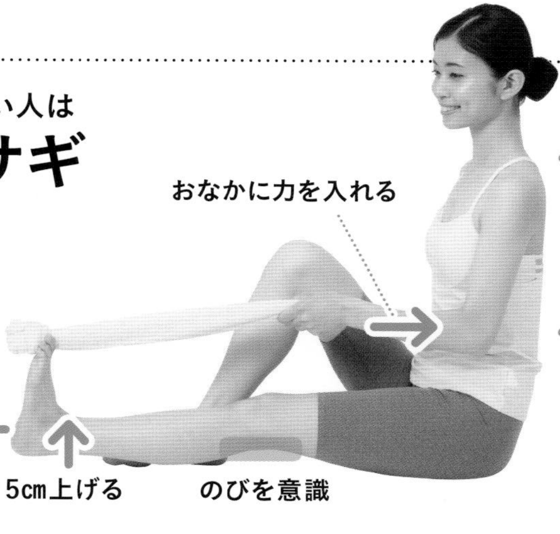
おなかに力を入れる
背すじをのばす
5秒キープ
反対側も
かかとを突き出す
足を約5cm上げる
のびを意識

タオルの端に結び目をつくり、足の指ではさむ。
足と同じ側の手でタオルの端を持つ。
反対の手は床につく。足を外側に開くようにしてひざ裏をのばす。

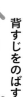

ひとりでできる

足全体を動かして、
足裏アーチを刺激する

足裏コロコロ

足全体、特に太ももの前側を使って足裏アーチを刺激するポーズ。足裏の感覚を研ぎ澄まし、神経系に刺激を与えます。

ここを刺激!

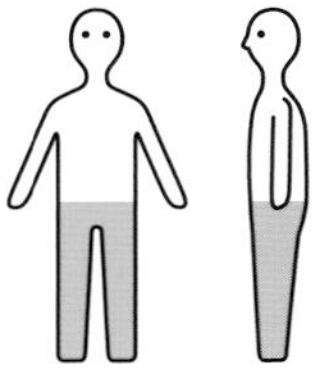

下肢全体、
足裏アーチ

ねらい ▶▶▶ 血流アップ ｜ 転倒防止 ｜ ひざ・腰・背中・首をゆるめる

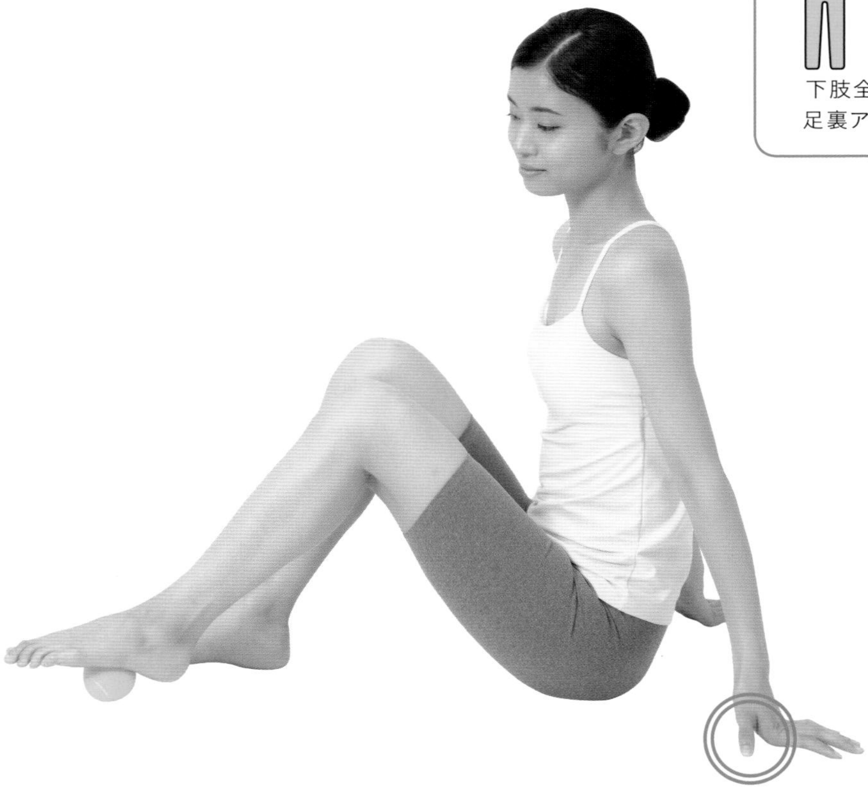

手をついて体を支える

1

足を投げ出して座る。
足の裏に硬式テニスボールを入れる。

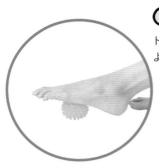

ワンポイント

トゲトゲボール（P.24）を使うと
より刺激を与えることができる。

注意!

ひざや腰が腫れたり、痛んだり
するときは無理せず中止する

30秒〜1分行う
反対側も

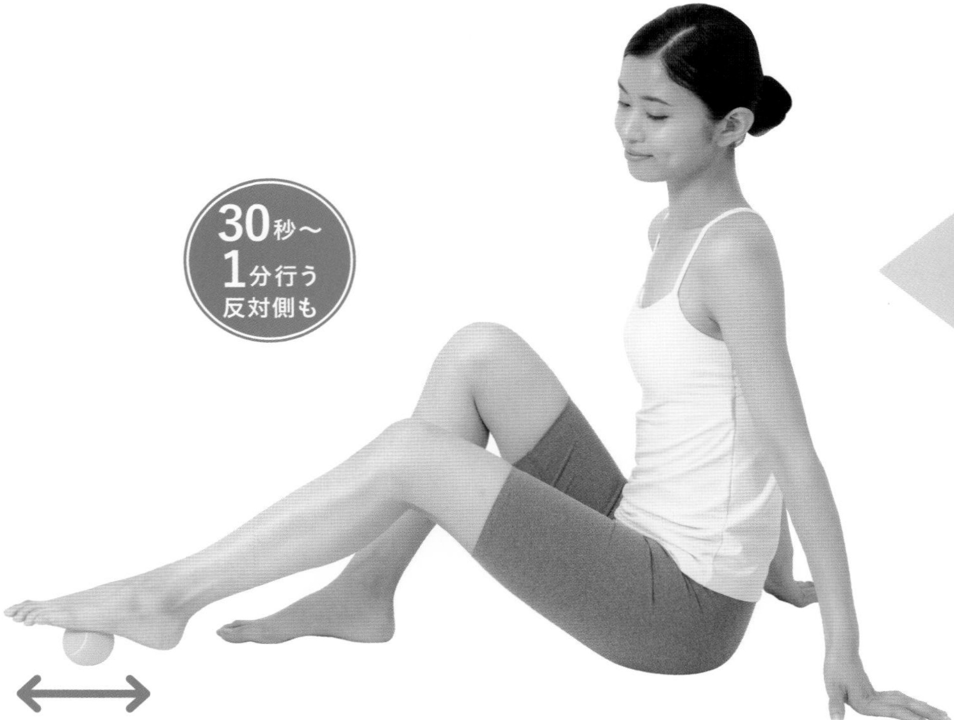

ボールを転がす

2 足全体を使ってボールを前後に動かす。横方向や、斜め方向に動かしてもよい。

ひとりでできる

ひざ裏を刺激し、血流をよくしながら委《い》中《ちゅう》というツボを刺激する

ひざ裏コロコロ

ひざ裏の筋肉をほぐし、委中というひざ裏の腰痛改善のツボも刺激します。血流がよくなり、ひざ全体がやわらかくなります。

ねらい ▶▶▶ 血流アップ　腰痛改善　むくみ改善

ここを刺激！

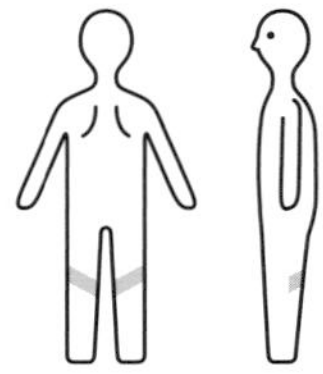

膝窩筋、委中（ツボ）

1 足を投げ出して座り、片足を曲げる。のばしているほうの足のひざ裏に硬式テニスボールを入れる。(※)

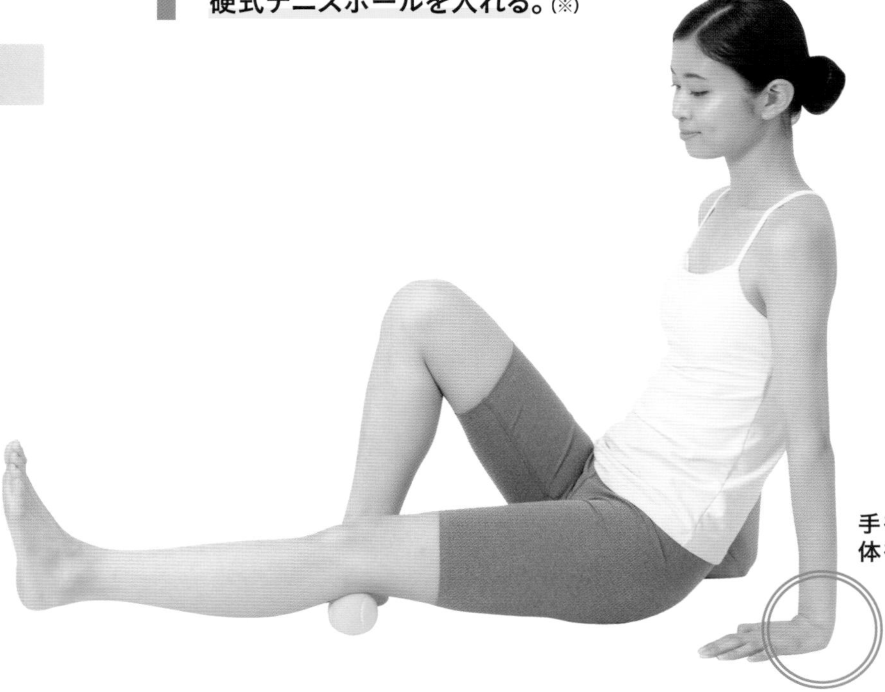

※トゲトゲボール（P.24）を使うと効果アップ！

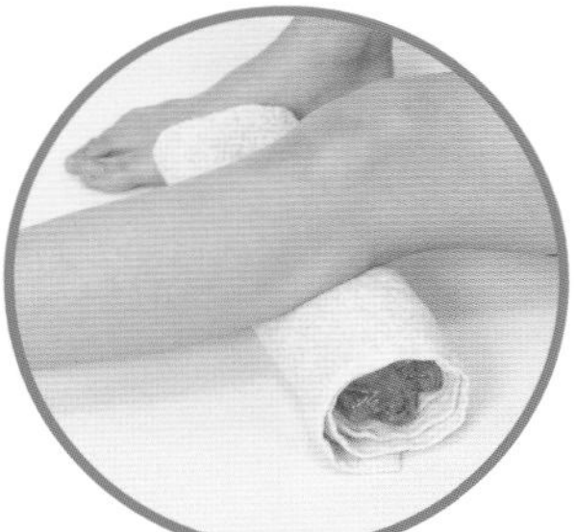

硬式テニスボールがない人は、丸いペットボトルにタオルを巻いたもので行ってもよい。

注意!

ひざや腰が腫れたり、痛んだりするときは無理せず中止する

10～30秒行う 反対側も

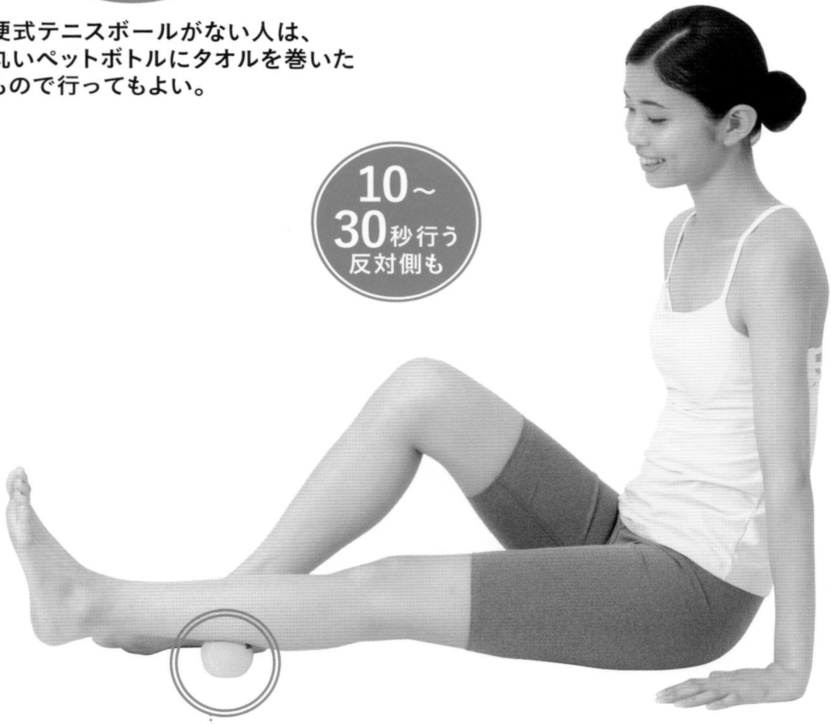

ポイント

ひざがのばせず、ボールがひざ裏に届かない人はふくらはぎを刺激してもOK

2

ボールを前後に動かす。横方向や斜め方向、円を描くように動かしてもよい。

ひとりでできる

ひざまわりの皮膚を刺激して
筋膜と筋肉をゆるませ、痛みを緩和する

ボールしげき

ボールを転がし、皮膚を刺激するポーズ。ひざまわりの筋膜や筋肉がゆるみ、血流がよくなることでひざの痛みを緩和します。

ねらい ▶▶▶ ひざ痛改善 むくみ改善

ここを刺激!

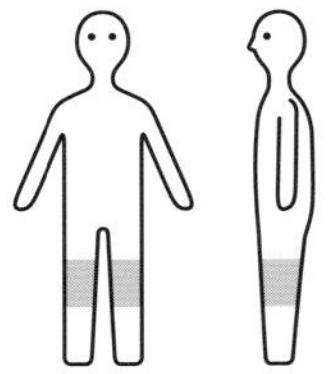

ひざまわり

1

足を投げ出して座り、片足を曲げる。
硬式テニスボールで、
曲げているほうのひざのまわりを刺激する。(※)

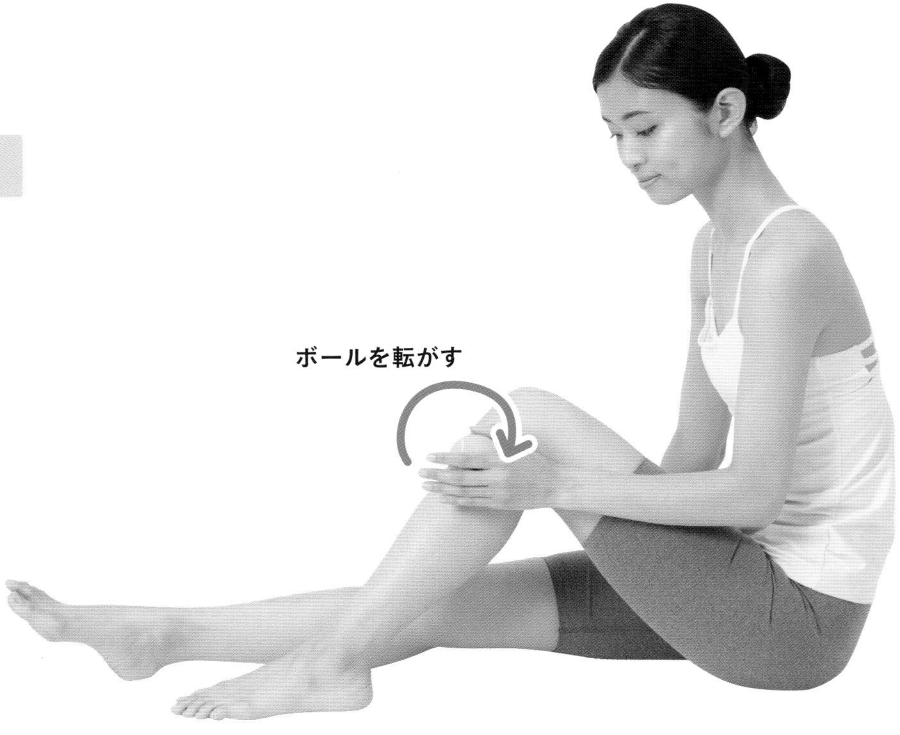

※トゲトゲボール（P.24）を使うと効果アップ！

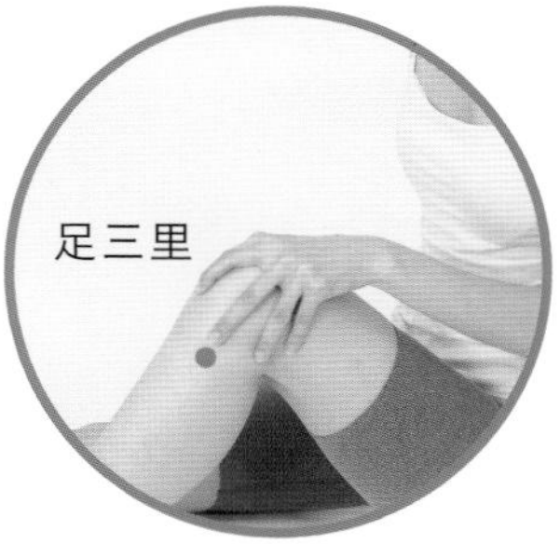

注意!

ひざや腰が腫れたり、痛んだり
するときは無理せず中止する

足三里のツボも刺激する。
ひざをつかんだときに中指が
あたる場所にあり、押すと痛気持ちいい。

10～30秒行う
反対側も

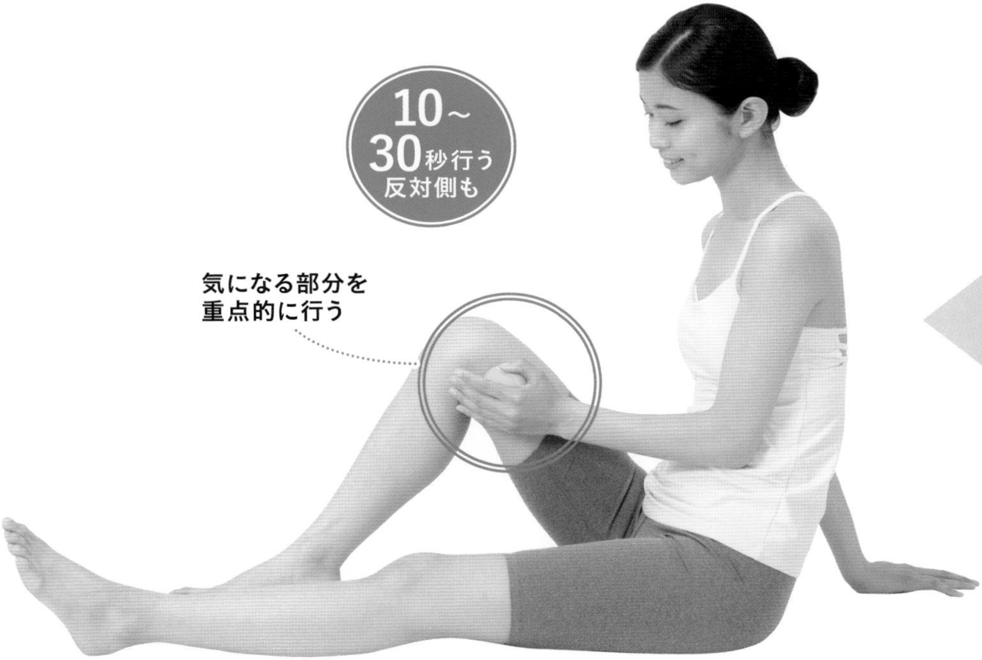

2 すねやひざの内側もボールを転がして刺激する。

教えて！
川村先生

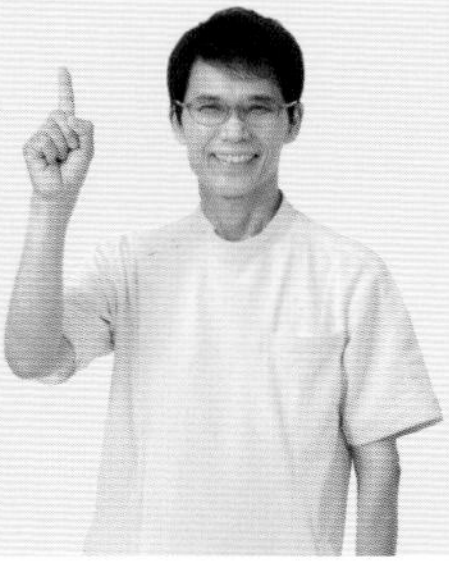

Q

ひざの痛みは、ひざ裏のばしでよくなりますか？

A 片ひざが痛い場合、まずはひざが痛くないほうの足からひざ裏のばしをしてください。ひざに痛みがあったり、腫れていたりする場合はひざ裏のばしをしないでください。

もし、痛みがあってもひざ裏のばしストレッチをして気持ちいい、または痛気持ちいいと感じる場合はしても大丈夫です。ただし、無理は禁物です。また、回数を増やさず、1日1回〜2回程度にしてください。

Q

ひざの手術をしていますが、ひざ裏のばしをしても大丈夫？

A やってみて気持ちいいと感じるひざ裏のばしは、しても大丈夫です。ただし、痛みが出たら中止してください。

Q

足のむくみは、よくなりますか？

A 改善されますよ。ひざ裏をのばすと、まず血行がよくなります。ふくらはぎの筋肉がやわらかくなり、働きもよくなるのでむくみは改善されます。

第3章

フレイル予備軍さん向けケア

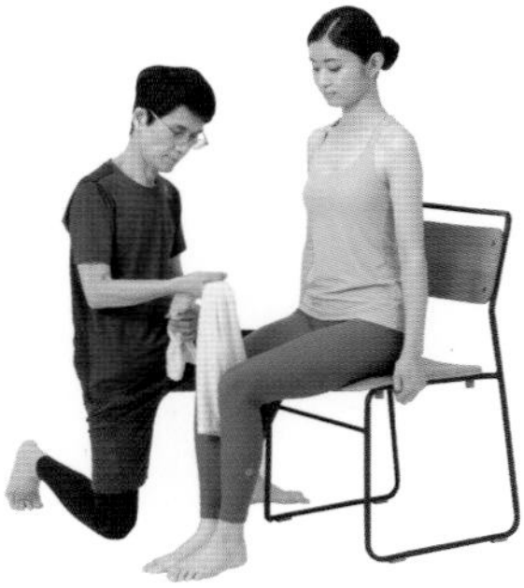

フレイルとは、
「健康と要介護の間の、弱っている状態」のこと。
このままではフレイル状態へ進む
可能性があるフレイル予備軍の方のための
ポーズを紹介しています。

フレイル予備軍さんのためのひざ裏のばし

このままだと虚弱状態であるフレイルになり、要介護の可能性が見えてくる。
そんな瀬戸際に立っているのがフレイル予備軍さんです。
フレイル予備軍さんこそ、ひざ裏のばしが大切！

フレイル予備軍さんってどんな人？

まずは筋肉量をチェック！指輪っかテスト

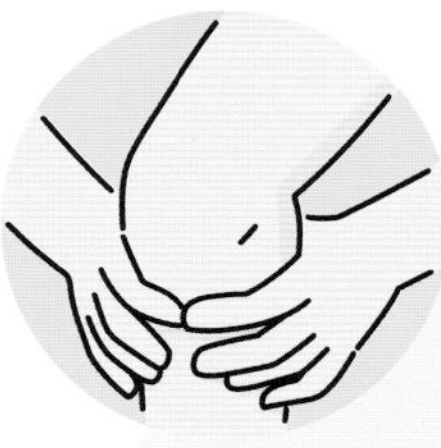

両手の親指と人さし指で輪っかを作り、ふくらはぎを囲んだら

□囲めない □ちょうど囲める □すき間ができる

→ちょうど囲める場合、筋肉量の衰えに注意

→すき間ができる場合、筋肉量が落ち、転倒・骨折のリスクも

『指輪っかテスト』TanakaT, et al.“Yubi-wakka”(finger-ring)test: A practical self-screening method for sarcopenia, and a predictor of disability and mortality among Japanese community-dwelling older adults. Geriatri Geront int. https://doi.org/10.1111/ggi.13163.

フレイル簡易チェックリスト（イレブン・チェック）

❶ほぼ同じ年齢の同性と比べて健康に気をつけた食事を心がけている	はい	いいえ
❷野菜料理と主菜（肉または魚）を両方とも１日２回以上は食べている	はい	いいえ
❸「さきいか」、「たくあん」くらいの固さの食品を難なく噛み切れる	はい	いいえ
❹お茶や汁物でむせることがある	いいえ	はい
❺１回30分以上の汗をかく運動を週２日以上、１年以上実施している	はい	いいえ
❻日常生活で、歩行または同等の身体活動を１日１時間以上実施している	はい	いいえ
❼ほぼ同じ年齢の同性と比べて、歩く速度が速いと思う	はい	いいえ
❽昨年と比べて外出の回数が減っている（おっくうさを理由に）	いいえ	はい
❾１日に１回以上は、誰かと一緒に食事をする	はい	いいえ
❿自分が活気に溢れていると思う	はい	いいえ
⓫何よりまず、物忘れが気になる	いいえ	はい

→右側の赤色の欄を３～４個選んだ人はフレイル予備軍さん
→右側の赤色の欄を５個以上選んだ人はフレイルさん（P.69）の可能性が高い ※「フレイル」の説明はP.71をご覧ください

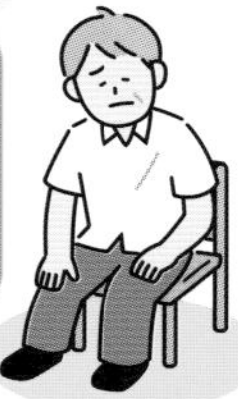

『フレイル簡易チェックリスト（イレブン・チェック）』東京大学高齢社会総合研究機構「フレイル予防ハンドブック」より

フレイル予備軍さんの体の状態

・生活習慣病などの病気
・肥満、栄養不足
・気力が衰えている
・筋力が衰えている
・バランス力が衰えている
・知力が衰えている
など

改善のためにできること

ひざ裏のばしをして全身の機能を高めよう

- **フレイル予備軍の人こそ、ひざ裏のばしが必要！**
- **フレイルチェックで当てはまった項目を改善しよう**

フレイル予備軍さんのひざ裏のばしメニュー

STEP 1　まずは基本のポーズ

2人　ギッコンバッタン (P.58)

1人　椅子ドン (P.62)

次に

STEP 2　ポーズを増やす

→ポーズの合計数は2 ～5くらいが目安

次に

STEP 3　第2章 (P.39) のポーズにチャレンジ!

ふたりで一緒に

内ももとひざ裏をのばして歩行をスムーズに

基本のポーズ

ギッコンバッタン

内転筋のストレッチができるポーズです。
ひざ裏をのばせるほか、腰まわりや体幹の筋力強化にもなります。

ねらい ▶▶▶ 骨盤矯正 姿勢改善 ひざ痛改善 腰痛改善

ここを刺激!

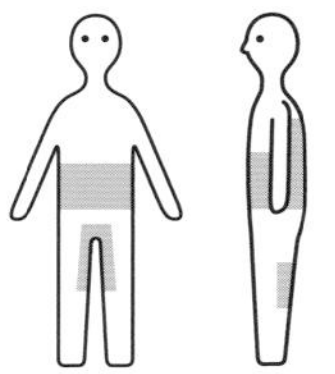

背中、体幹、内転筋、ひざ裏

1

**向かい合って、足を開いて座る。
1本のタオルをふたりで持つ。**

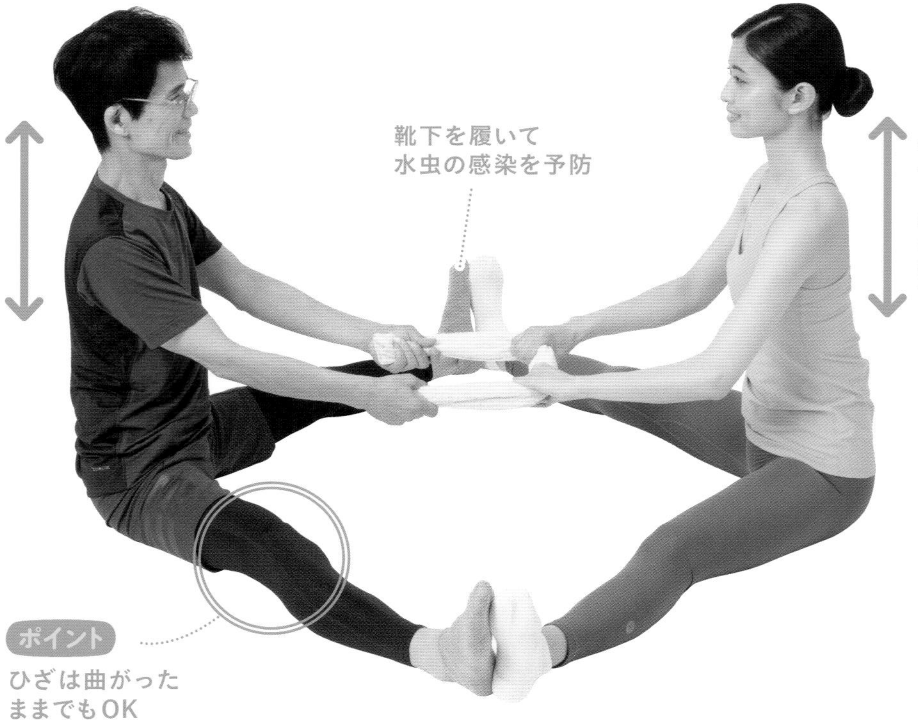
靴下を履いて
水虫の感染を予防
背すじをのばす

ポイント
ひざは曲がったままでもOK

動画でチェック!

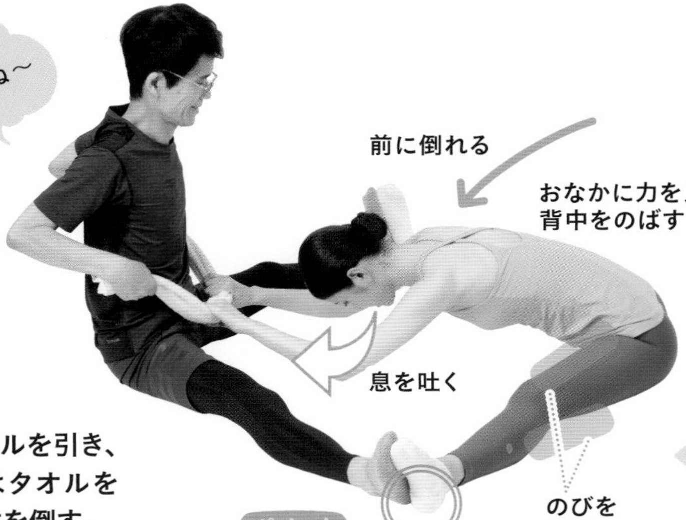
ゆっくりね～
前に倒れる
おなかに力を入れ、
背中をのばす
息を吐く
のびを
意識

2

ひとりがタオルを引き、
もうひとりはタオルを
持ったまま体を倒す。

ポイント
かかとを突き出す

注意!
ひざや腰が腫れたり、痛んだり
するときは無理せず中止する

5～10回
くり返す

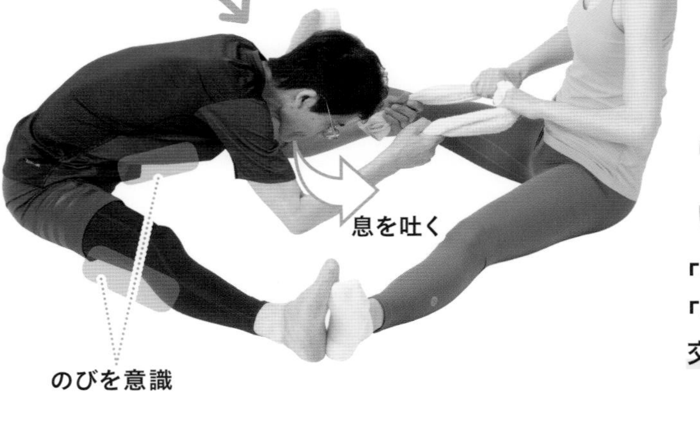
前に倒れる
息を吐く
のびを意識

3

「タオルを引く」
「体を倒す」を
交互にくり返す。

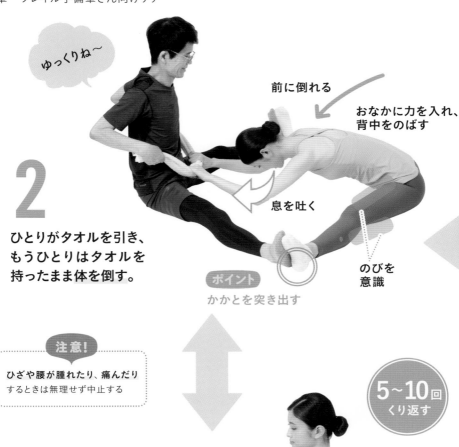

ふたりで一緒に

内転筋に力を入れ、O脚を改善する

椅子タオル

ひざにタオルをはさみ、内転筋に力を入れるポーズです。
内ももに力が入り、歩きやすい体をつくっていきます。

ねらい ▶▶▶ O脚改善 歩き方改善 姿勢改善

ここを刺激!

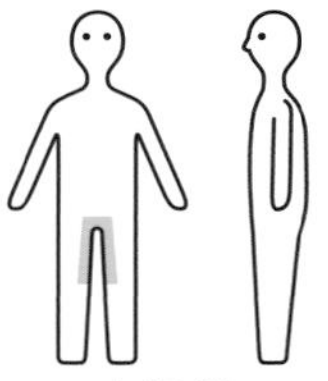

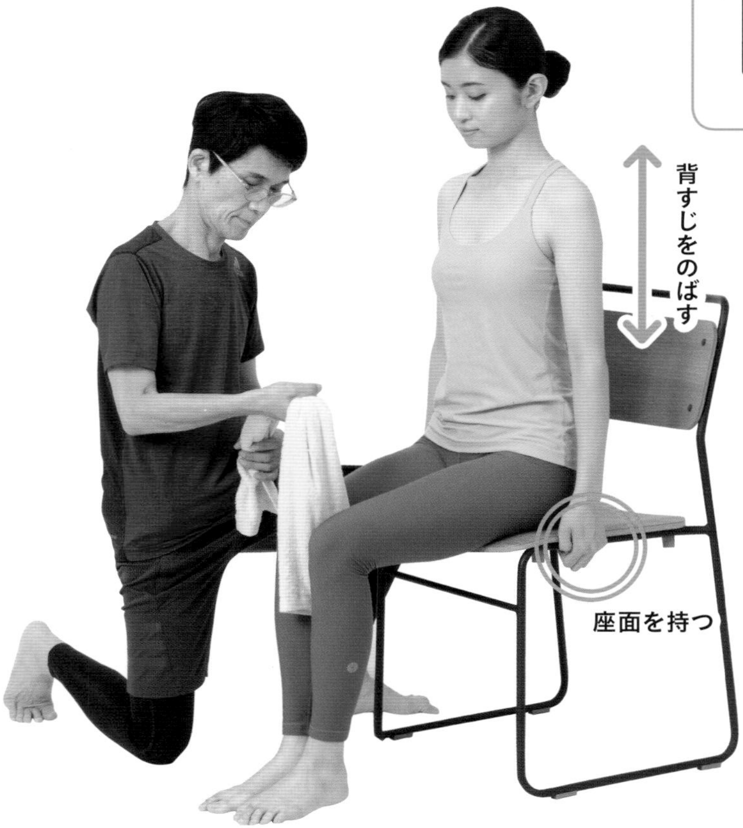

1 椅子に腰掛け、
椅子の座面を両手でしっかり持つ。
ひざを閉じてタオルをはさむ。

注意!

ひざや腰が腫れたり、痛んだりするときは無理せず中止する

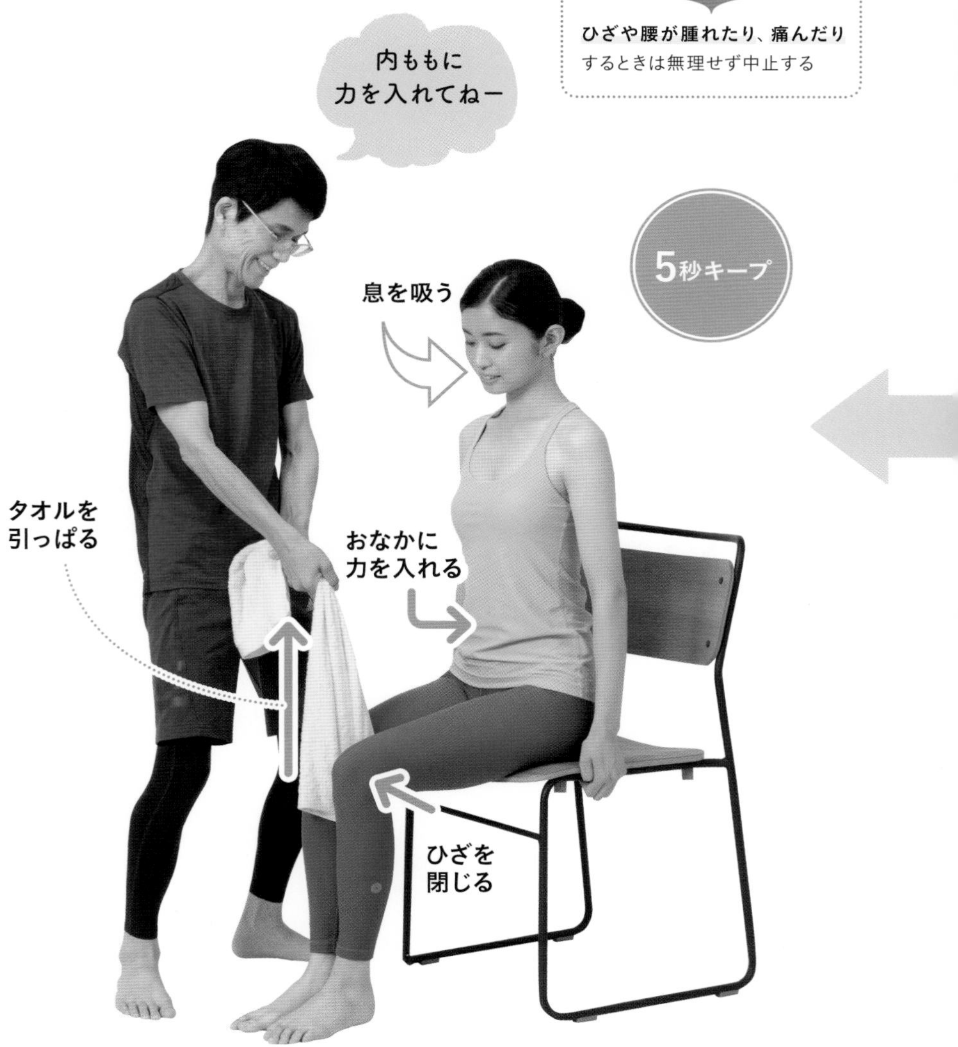

2 **息を吸い、おなかに力を入れて**
タオルが抜けないようひざを閉じる。
介助者はタオルを引っぱる。

ひとりでできる

ひざ裏と股関節をのばし、全身を動かす

基本のポーズ

椅子ドン

ひざ裏をのばして血流をよくするほか、股関節の前側ものばすことができます。椅子がガタガタしないように注意してください。

ねらい ▶▶▶ ひざ痛改善 腰痛改善 姿勢改善

ここを刺激!

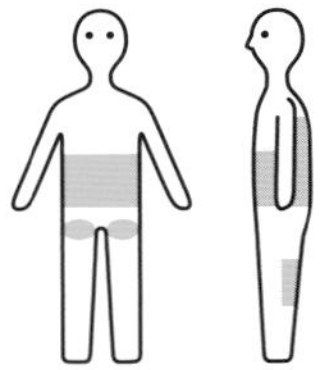

背中、体幹、
股関節、ひざ裏

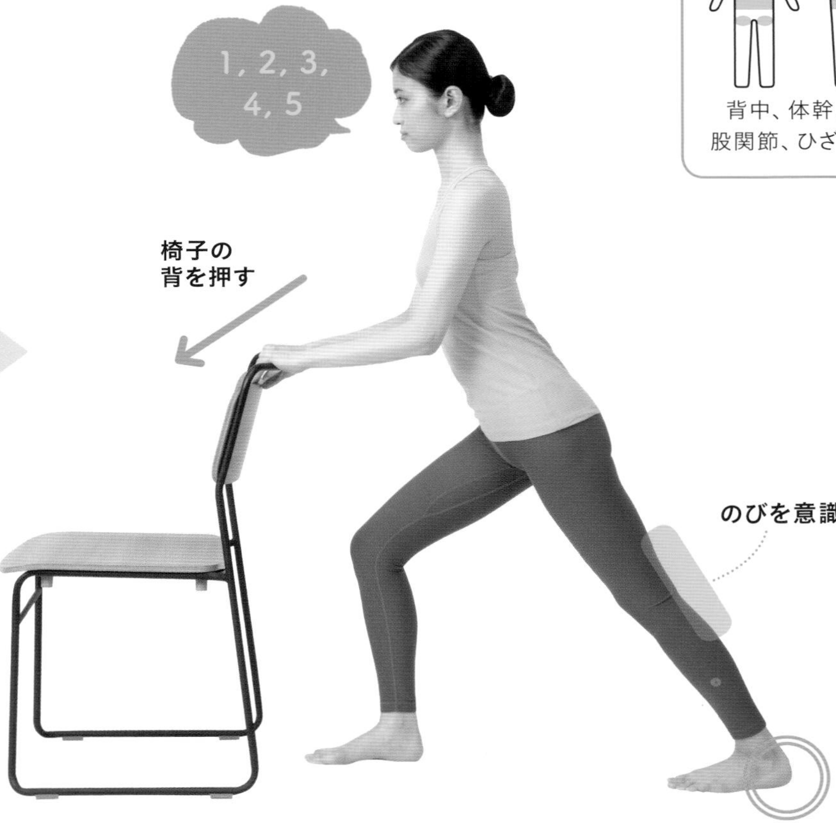

1, 2, 3,
4, 5
椅子の
背を押す
のびを意識
かかとをつける

1

椅子の背側に立ち、足を1歩前に出す。
椅子の背を軽く5回押す。

動画でチェック!

NGポーズ

- 後ろのひざが曲がる
- 前傾する
- 椅子がガタガタする

1~2を
2回くり返す
反対側も

注意!

ひざや腰が腫れたり、痛んだり
するときは無理せず中止する

背すじをのばす
おなかに
力を入れる
腰を
入れる
のびを意識

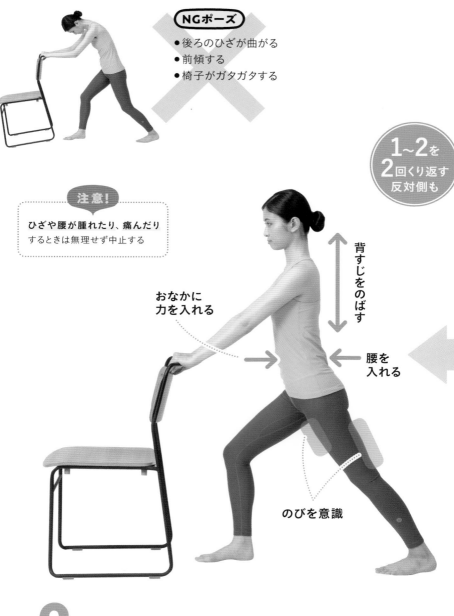

2 腕をのばし、腰をグッと前に入れて5秒間キープする。

ひとりでできる

足裏アーチと内転筋に力を入れ、歩く練習をする

片手アオサギ（椅子）

ひざ裏をのばし、体幹に力を入れることで足裏のアーチと内ももに力が入るポーズです。歩くための筋肉を鍛えることができます。

ねらい ▶▶▶ ひざが不安定な人の歩き方改善　腰痛改善

ここを刺激！

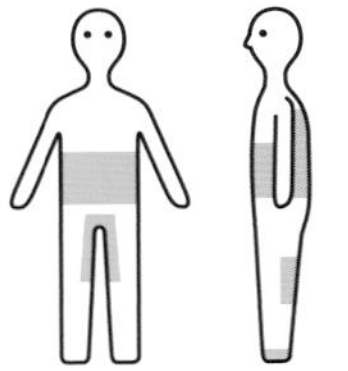

背中、体幹、内転筋、ひざ裏、足裏アーチ

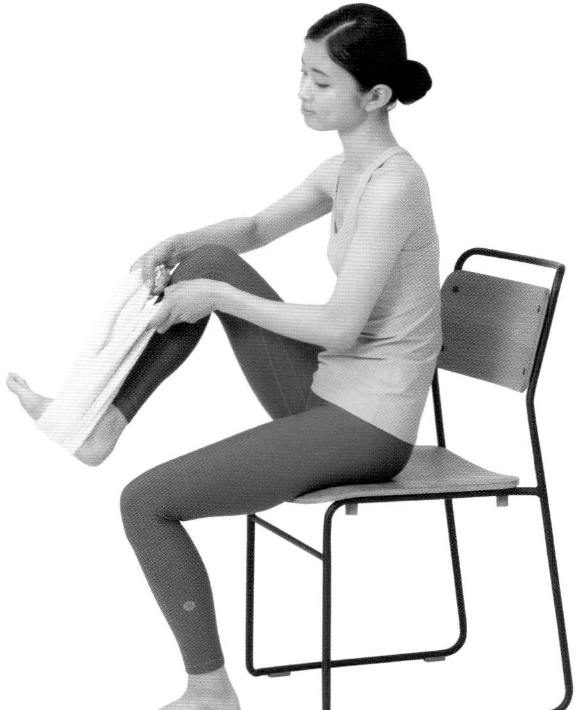

1

椅子に浅く腰掛ける。
片足の裏にタオルを引っかける。

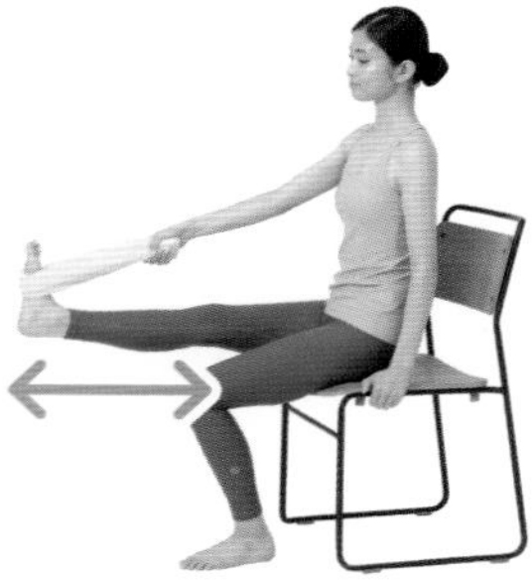

足がのばせる人はのばす。
無理をしない。

注意!

ひざや腰が腫れたり、痛んだり
するときは無理せず中止する

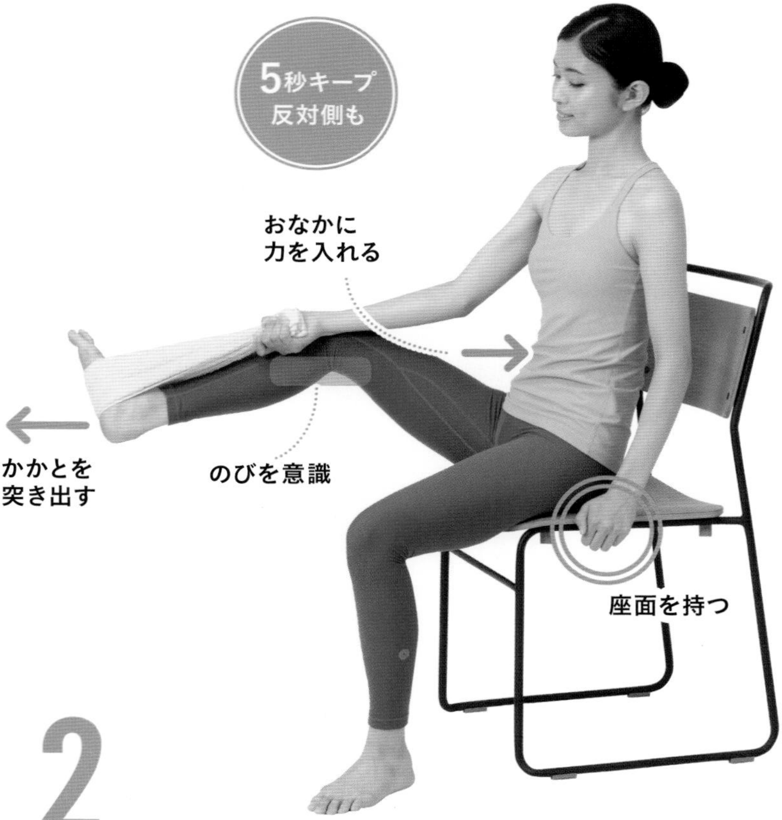
5秒キープ
反対側も
おなかに
力を入れる
かかとを
突き出す
のびを意識
座面を持つ

2

曲げた足と同じ側の手でタオルの端を持つ。
ひざをのばす。
ひざがのびない人は、曲げたまま足を外側に開く。

ひとりでできる

おなかに力を入れて、
体幹を強化し姿勢を改善する

両手アオサギ（椅子）

タオルを使ってひざ裏をのばし、同時におなかに力を入れて背すじをのばすポーズ。体幹の強化や姿勢の改善を促します。

ねらい ▶▶▶ ひざ痛改善 腰痛改善 姿勢改善 歩き方改善

ここを刺激！

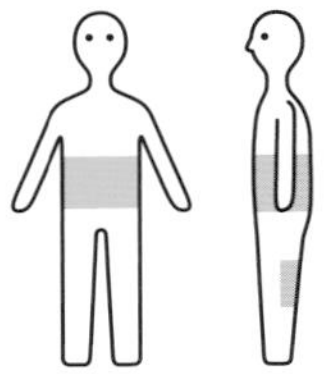

体幹、ひざ裏

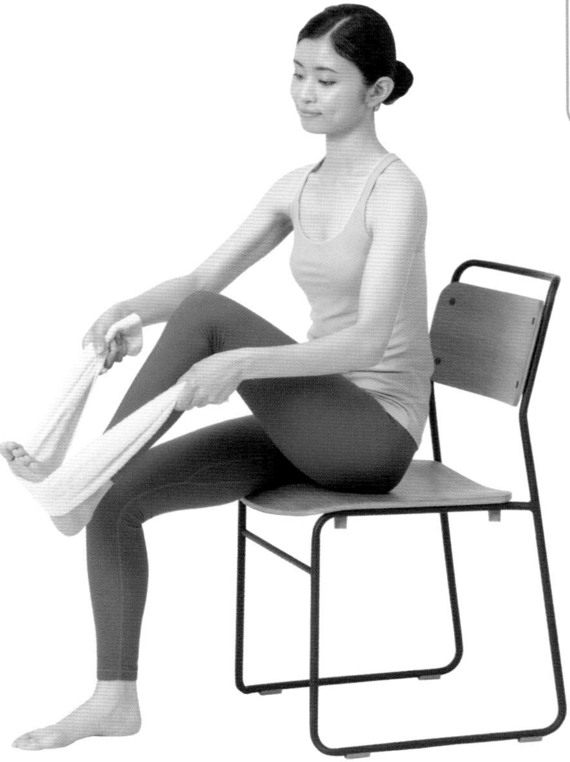

1 椅子に浅く腰掛けて片足を曲げ、足の裏にタオルを引っかける。

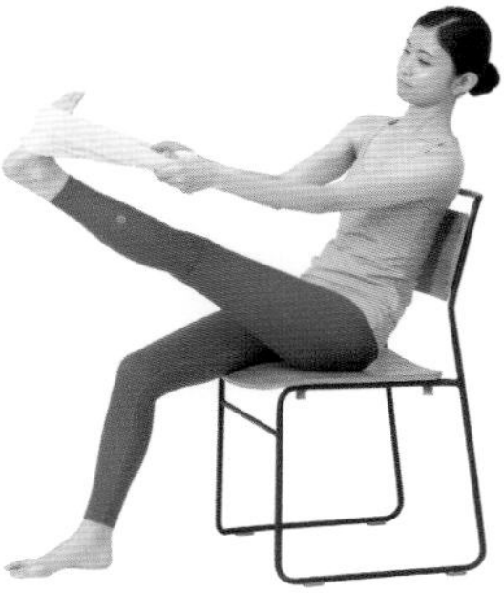

NGポーズ

- 足が上がりすぎている

5秒キープ
反対側も

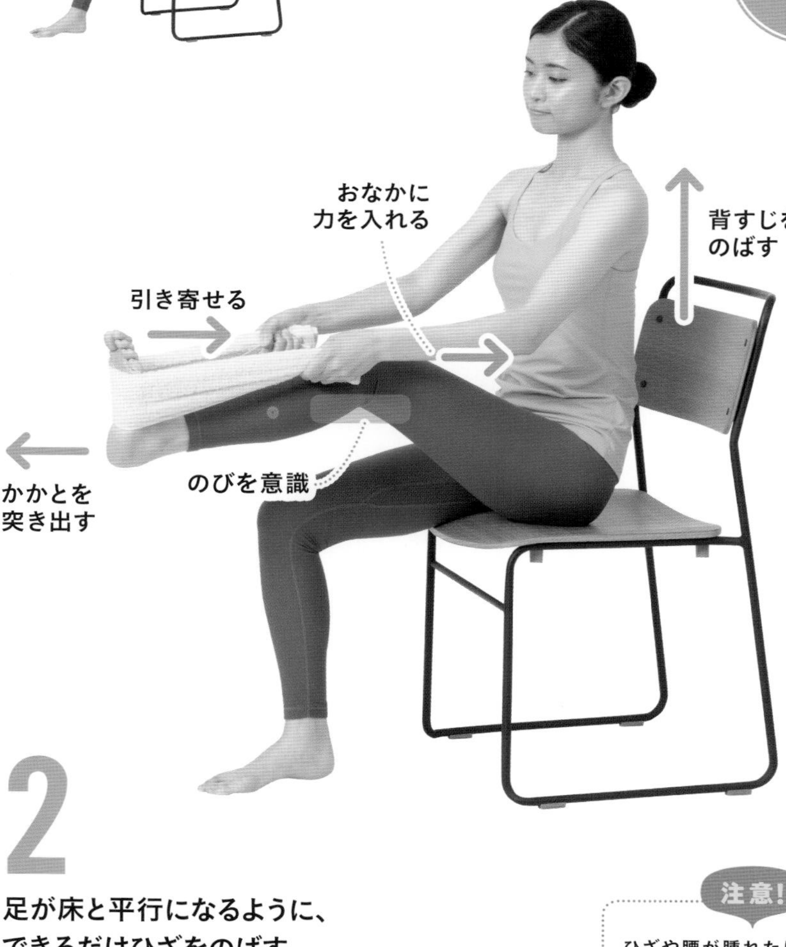
おなかに
力を入れる
背すじを
のばす
引き寄せる
かかとを
突き出す
のびを意識

2

足が床と平行になるように、
できるだけひざをのばす。

注意!

ひざや腰が腫れたり、痛んだり
するときは無理せず中止する

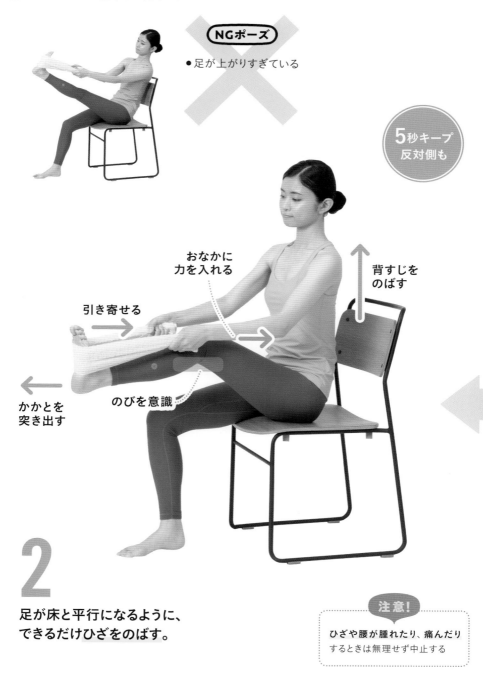

教えて！
川村先生

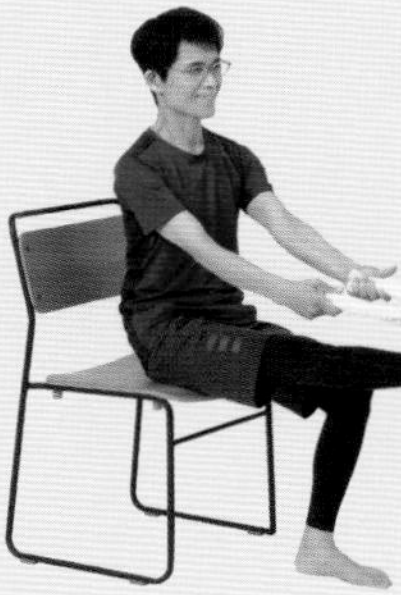

Q ひざ裏のばしをするのにおすすめのタイミングはありますか？

A 一番のおすすめはお風呂上がりです。体があたたまっているので、のびやすくなっています。お風呂上がりが難しい場合でも、時間やタイミング（朝の散歩から戻ったら、など）を決めることで習慣にしてしまうといいでしょう。

Q 本に載っている写真のように、ひざや背中がまっすぐにのびません。

A ひざが曲がっていても、背中が曲がっていても大丈夫。できる範囲で無理をせずのばしていきましょう。ひざ裏がのびている実感があれば、少しずつひざや背中もまっすぐにのばせるようになります。

Q ひざ裏のばしは、1日に何回やってもいいのですか？

A 頑張りすぎは禁物です。やりすぎると、関節に負担がかかる恐れもあります。1日1回か2回、それぞれ3分ほど行えば十分です。1日に行う量を増やすよりも、体調が悪くない限りは毎日継続して行うことが大切です。

第4章

フレイルさん・車椅子さん向けケア

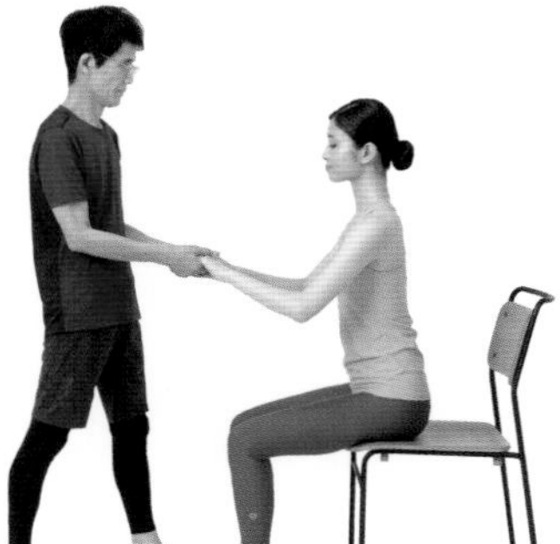

「健康と要介護の間の、
弱っている状態」であるフレイルの方と、
車椅子を使用している方のためのポーズを
紹介しています。
椅子に座って行うポーズが主ですが、
歩くための練習になります。

フレイルさん・車椅子さん のためのひざ裏のばし

フレイルさんであっても、ひざ裏のばしをして、フレイル予備軍さん（3章）やひざ痛さん・腰痛さん（2章）へ改善できた人も多数います。コツコツ続けて、フレイルの進行を抑制したり、体の状態を改善したりしていきましょう。

フレイル予備軍さんって どんな人？

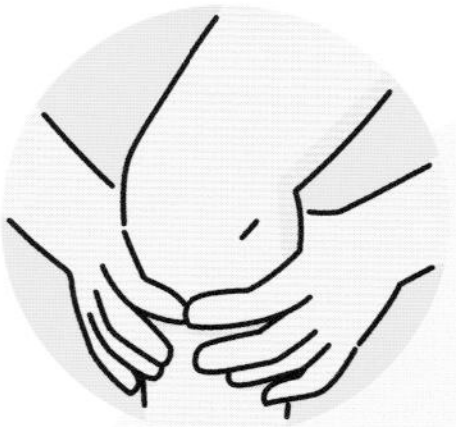

まずは筋肉量をチェック！ 指輪っかテスト

両手の親指と人さし指で輪っかを作り、ふくらはぎを囲んだら

□囲めない □ちょうど囲める □すき間ができる

→ちょうど囲める場合、筋肉量の衰えに注意

→すき間ができる場合、筋肉量が落ち、転倒・骨折のリスクも

『指輪っかテスト』 TanakaT, et al."Yubi-wakka"(finger-ring)test: A practical self-screening method for sarcopenia, and a predictor of disability and mortality among Japanese community-dwelling older adults. Geriatri Geront int. https://doi.org/10.1111/ggi.13163.

フレイル簡易チェックリスト（イレブン・チェック）

❶ほぼ同じ年齢の同性と比べて健康に気をつけた食事を心がけている	はい	いいえ
❷野菜料理と主菜（肉または魚）を両方とも1日2回以上は食べている	はい	いいえ
❸「さきいか」、「たくあん」くらいの固さの食品を難なく噛み切れる	はい	いいえ
❹お茶や汁物でむせることがある	いいえ	はい
❺1回30分以上の汗をかく運動を週2日以上、1年以上実施している	はい	いいえ
❻日常生活で、歩行または同等の身体活動を1日1時間以上実施している	はい	いいえ
❼ほぼ同じ年齢の同性と比べて、歩く速度が速いと思う	はい	いいえ
❽昨年と比べて外出の回数が減っている（おっくうさを理由に）	いいえ	はい
❾1日に1回以上は、誰かと一緒に食事をする	はい	いいえ
❿自分が活気に溢れていると思う	はい	いいえ
⓫何よりまず、物忘れが気になる	いいえ	はい

→右側の赤色の欄を5個以上選んだ人は フレイルさんの可能性が高い

→フレイルさんのなかで、歩いてトイレに行けない人は車椅子さん

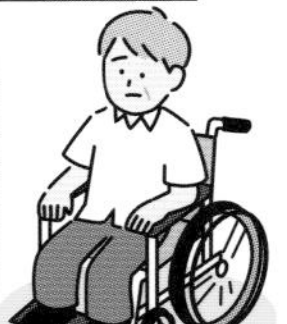

『フレイル簡易チェックリスト（イレブン・チェック）』東京大学高齢社会総合研究機構「フレイル予防ハンドブック」より

フレイルさん・車椅子さんの体の状態

- 生活習慣病などの病気
- 肥満、栄養不足
- 気力が衰えている
- 筋力が衰えている
- バランス力が衰えている
- 知力が衰えている
- フレイル予備軍さん（P.55）より程度が進み、介護が必要になる

など

フレイルとは？

「フレイル」は日本老年医学会が提唱する概念で、「健康と要介護状態の間の、弱っている状態」をさします。多くのシニアは、フレイルの段階を経て要介護状態へ進むといわれています。フレイルは「虚弱」を意味する英語「frailty」を語源としてつくられた言葉で、体の状態だけでなく心の活力や噛む力、飲み込む力なども考慮して判断基準が設けられています。

↓ 改善のためにできること

ひざ裏のばしをして全身の機能を高めよう

- **介護を受けている人は、介護度を下げることを目標に**
- **まだ介護を受けていない人は、フレイル予備軍さん（P.55）を目標に**

フレイルさん・車椅子さんのひざ裏のばしメニュー

STEP 1　まずは基本のポーズ

2人　椅子ひざ裏のばし（P.72）

1人　椅子ひざ裏のばし（P.76）

↓ 次へ

STEP 2　ポーズを増やす

→ポーズの合計数は2～5くらいが目安

↓ 次へ

STEP 3　第3章（P.55）のポーズにチャレンジ！

ふたりで一緒に

ひざ裏をのばし、血流をアップさせ、
同時に体幹を強化する

基本の
ポーズ

椅子ひざ裏のばし

ひざ裏をのばして血流をよくするポーズです。
おなかに力を入れて背すじをのばすことで体幹も強化されます。

ねらい ▶▶▶ 腰痛改善 体幹強化 姿勢改善 血流アップ

ここを刺激！

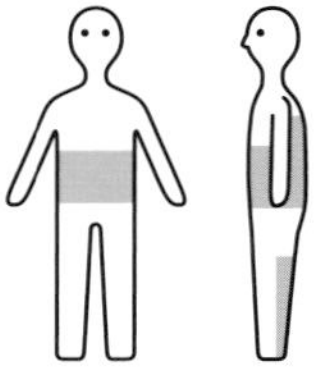

背中、体幹、
ひざ裏、ふくらはぎ、
アキレス腱

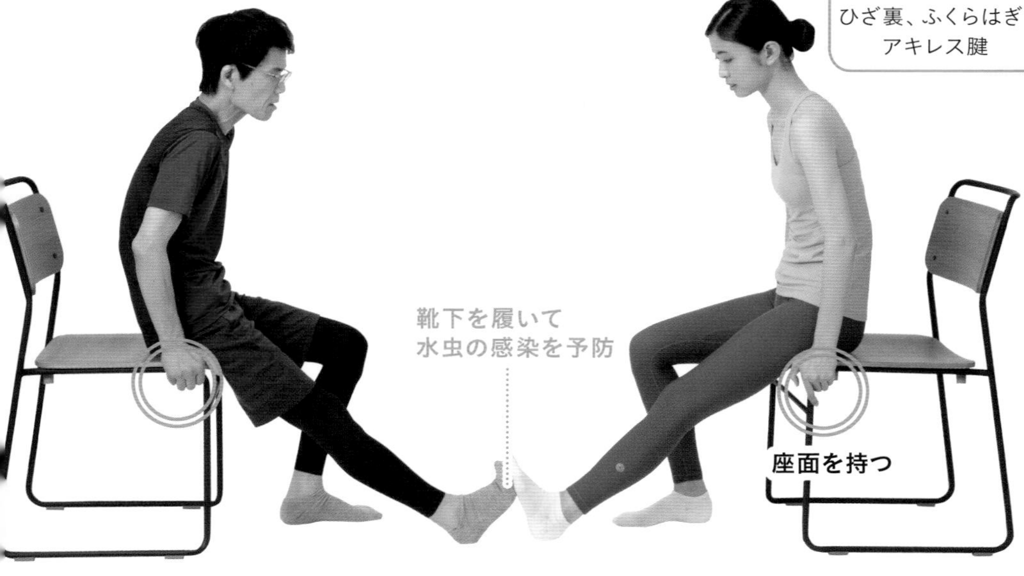
靴下を履いて
水虫の感染を予防
座面を持つ

1

**向かい合って椅子に浅く腰掛ける。
片足をのばして足先をくっつける。**

動画でチェック！

注意!

ひざや腰が腫れたり、痛んだり
するときは無理せず中止する

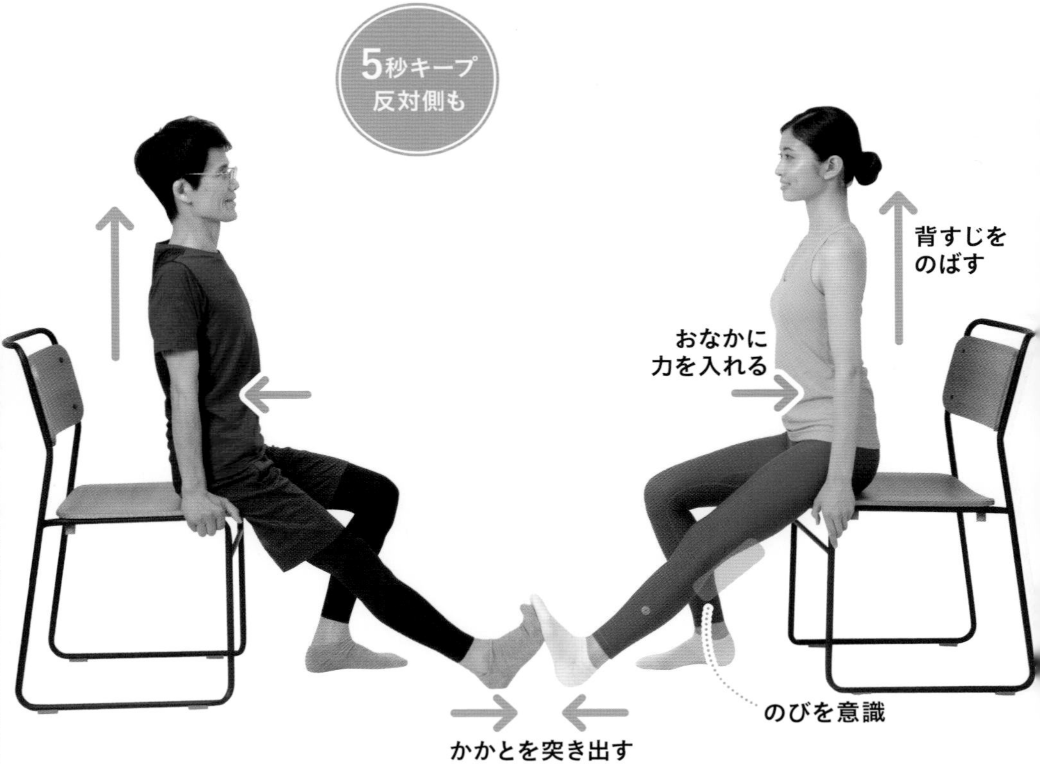

2 ふたり同時にかかとを突き出す。

ふたりで一緒に

太ももと腹筋を使って 立つ・歩くのトレーニング

両手エスコート立ち

歩くときに使う太ももと腹筋に力を入れるポーズ。
足が上がりやすくなり、歩きやすくなります。

ここを刺激!

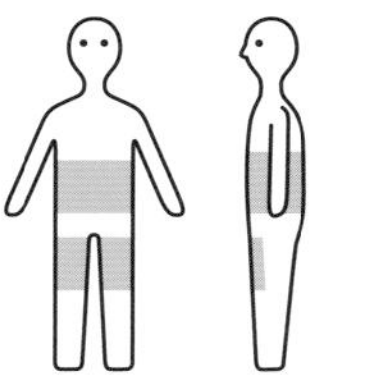

大腿四頭筋、体幹

ねらい ▶▶▶ 大腿四頭筋の強化 ｜ 体幹強化 ｜ 歩き方改善 ｜ 転倒防止

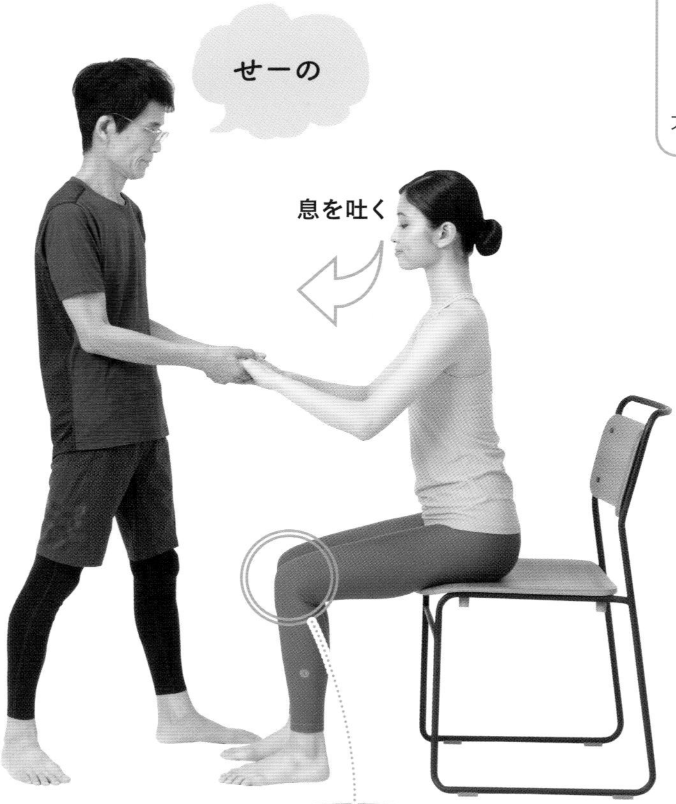

ポイント
ひざを直角にする

1 椅子に腰掛ける。立っている介助者の手を両手で握り、息を吐く。

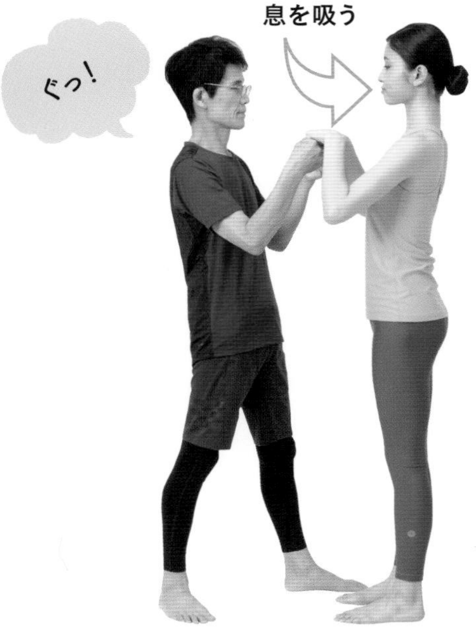

注意!

ひざや腰が腫れたり、痛んだり
するときは無理せず中止する

2

息を吸いながら立ち上がる。
介助者は手を軽く引き上げて、
サポートをする。

ステップアップ

両手ができたら片手にチャレンジ

片手エスコート立ち

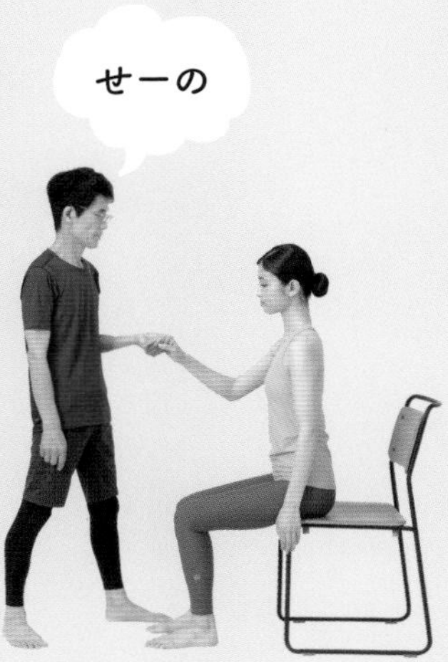

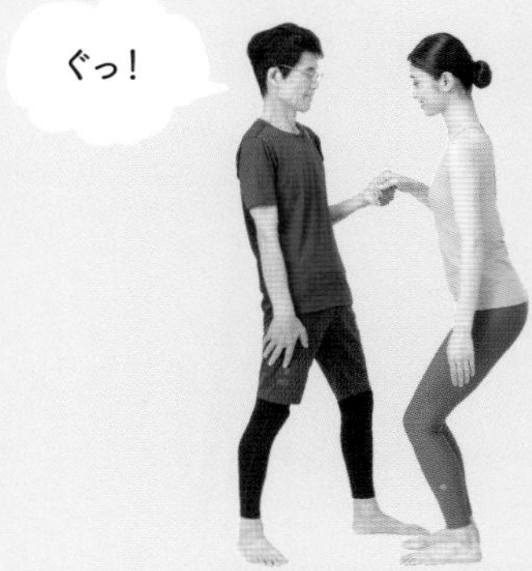

1
椅子に腰掛ける。
立っている介助者の手を
片手で握り、息を吐く。

2
息を吸いながら立ち上がる。
反対側の手でも同様に行う。片手で
立ち上がれたら今度は人さし指だけ、
次は介助なし、と進める。

ひとりでできる

ひざ裏をのばし、血流をアップさせ、体幹を強化する

基本のポーズ

椅子ひざ裏のばし

ひざ裏をのばして血流をよくするポーズです。
おなかに力を入れて背筋をのばすことで体幹も強化されます。

ねらい ▶▶▶ 腰痛改善 ｜ 体幹強化 ｜ 姿勢改善

ここを刺激!

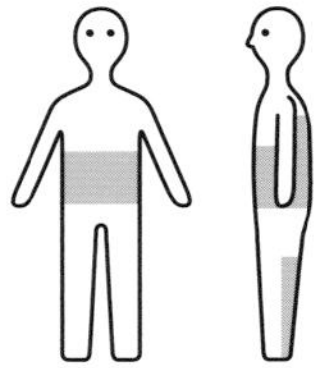

背中、体幹、
ひざ裏、ふくらはぎ、
アキレス腱

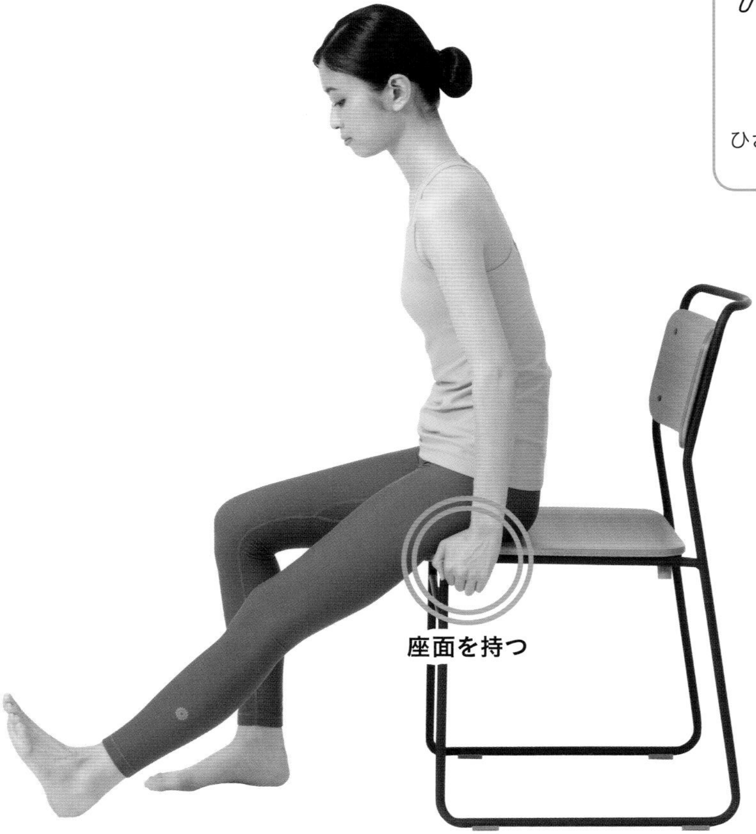

1

椅子に浅く腰掛ける。

＼動画でチェック!／

5秒キープ
反対側も

注意!

ひざや腰が腫れたり、痛んだり
するときは無理せず中止する

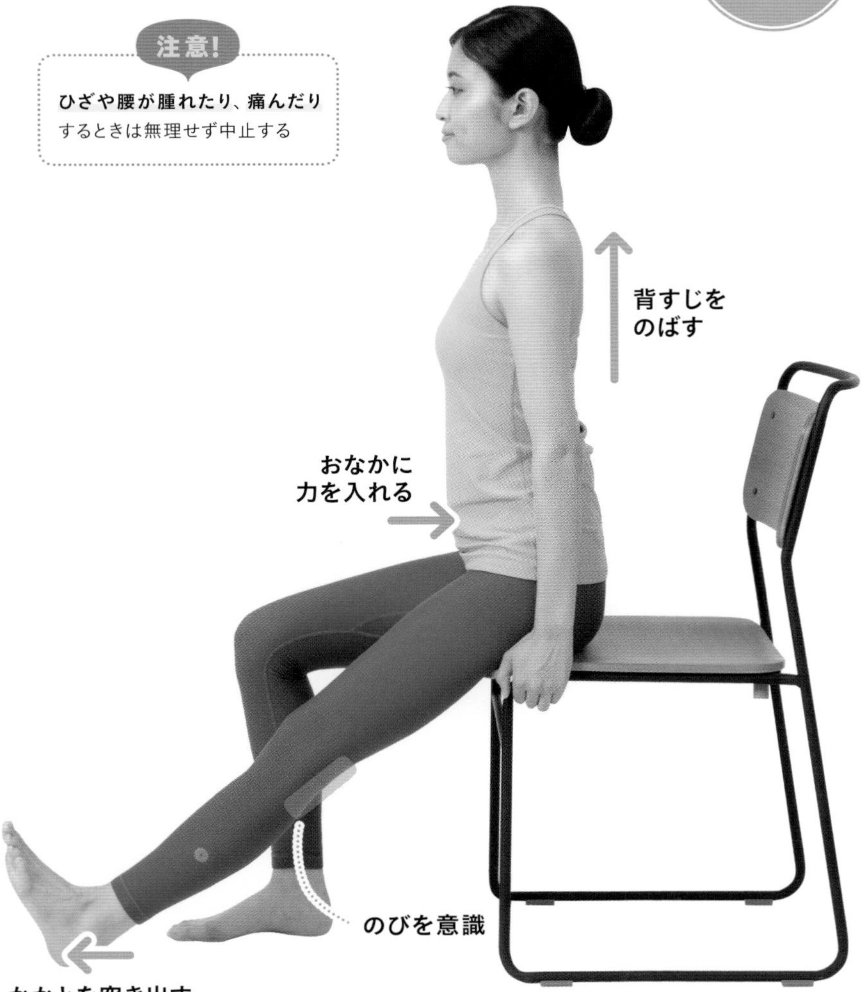
背すじを
のばす
おなかに
力を入れる
のびを意識
かかとを突き出す

2 片ひざをまっすぐのばす。

ひとりでできる

大腿四頭筋と腹筋を連動させて歩きやすくなる

椅子筋トレ

足を上げ下げすることで大腿四頭筋と腹筋を使うポーズ。
これらの筋肉をうまく連動させ、歩きやすくなるよう鍛えます。

ねらい ▶▶▶ 大腿四頭筋の強化 | 体幹強化 | 歩き方改善 | 姿勢改善

ここを刺激!

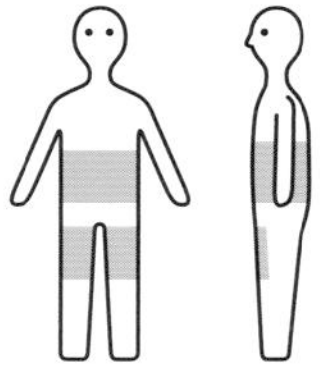

大腿四頭筋、体幹

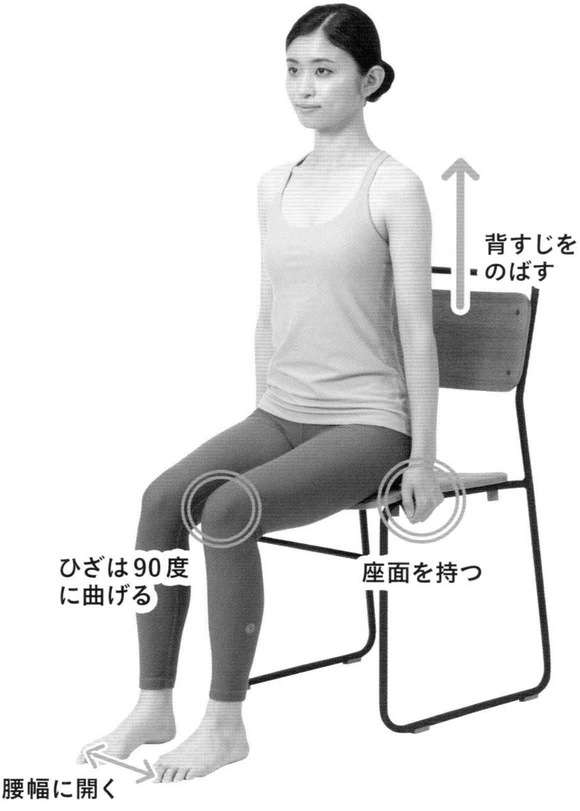
背すじを
のばす
ひざは90度
に曲げる
座面を持つ
腰幅に開く

1 椅子に浅く腰掛ける。

注意!

ひざや腰が腫れたり、痛んだり
するときは無理せず中止する

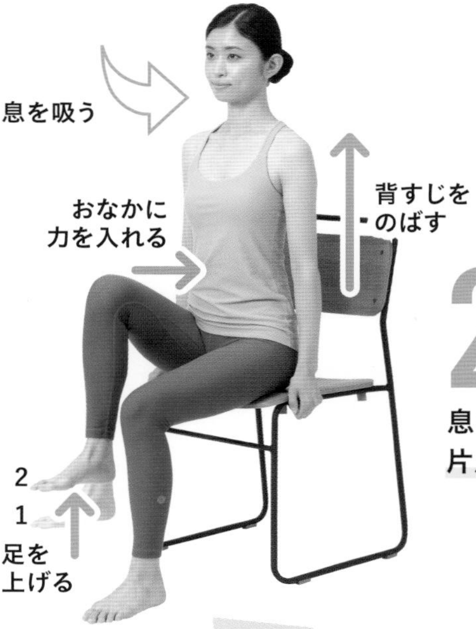
息を吸う
おなかに
力を入れる
背すじを
のばす
2
1
足を
上げる

2

息を吸いながら、1、2、と2秒で
片足を持ち上げる。

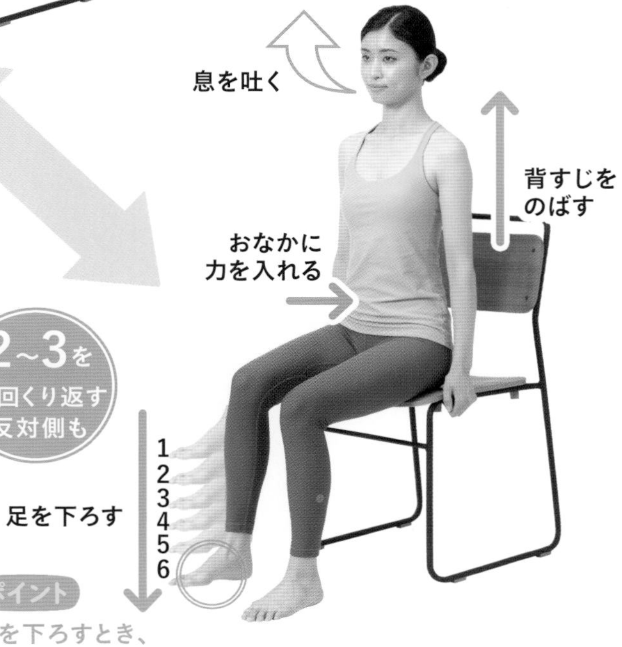
息を吐く
背すじを
のばす
おなかに
力を入れる
足を下ろす
1
2
3
4
5
6

2～3を
3回くり返す
反対側も

ポイント

足を下ろすとき、
床にはつけない

3

息を吐きながら、1、2、3、4、5、6と
6秒で足を下ろす。

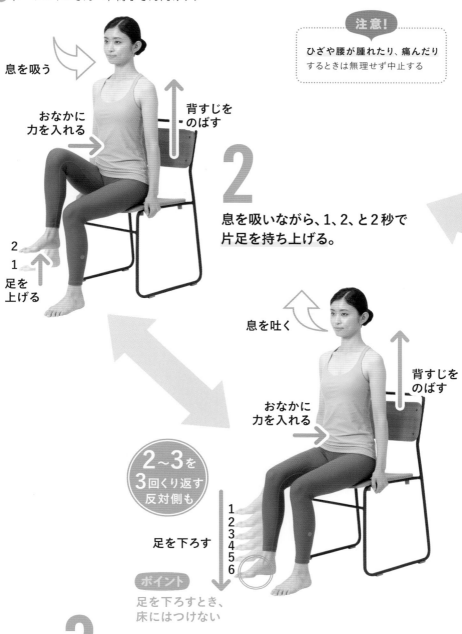

ひとりでできる

上体を倒すことで、さらにひざ裏をのばす

上体倒し

上体を倒すことで、よりひざ裏がのびて血流がよくなります。
アキレス腱や太もも裏のハムストリングものばしましょう。

ねらい ▶▶▶ ひざ痛改善 腰痛改善 体幹強化 姿勢改善

ここを刺激!

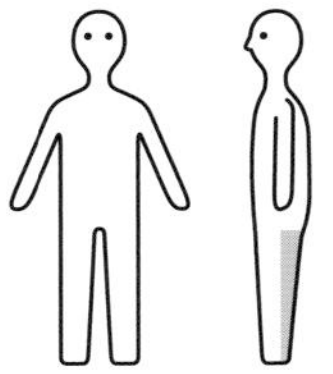

ハムストリング、
ひざ裏、ふくらはぎ、
アキレス腱

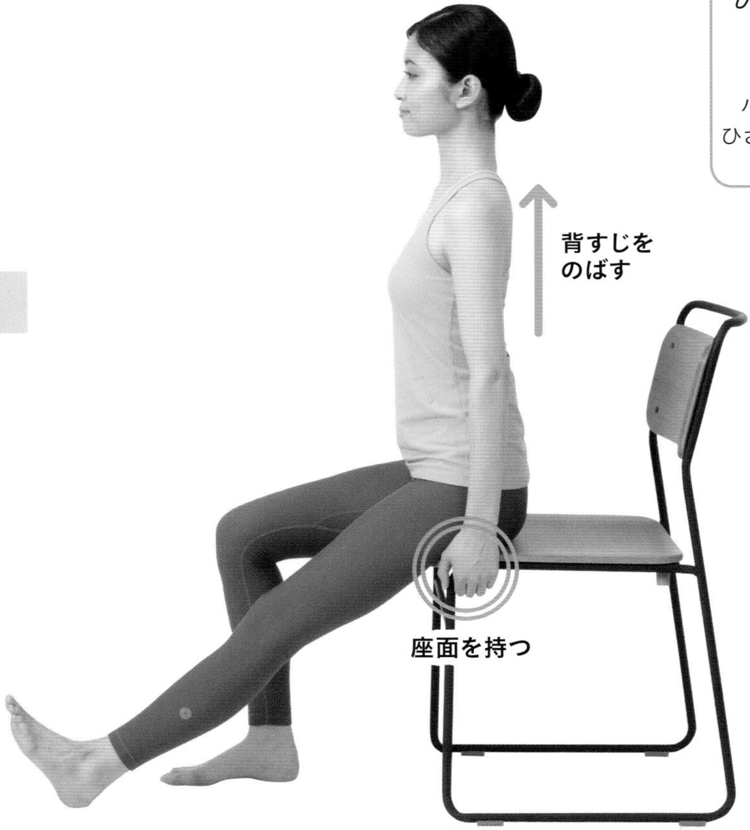

1

椅子に浅く腰掛ける。
片方のひざをまっすぐのばす。

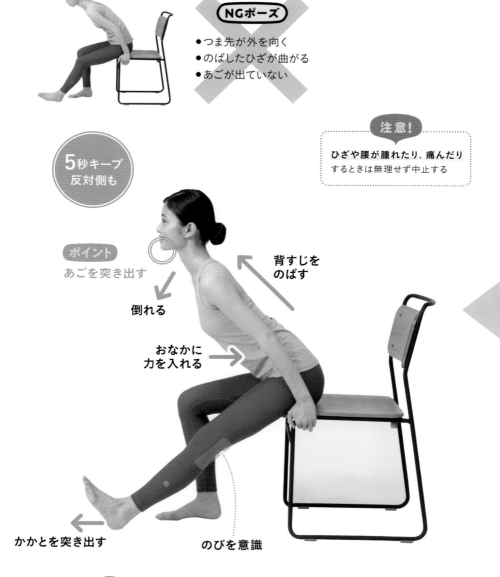

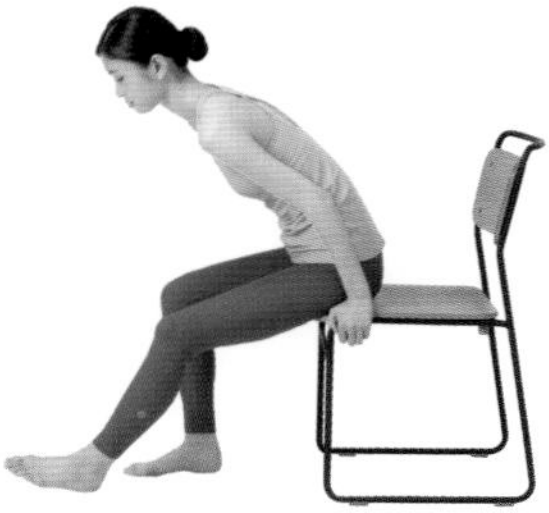

NGポーズ

- つま先が外を向く
- のばしたひざが曲がる
- あごが出ていない

5秒キープ
反対側も

注意!

ひざや腰が腫れたり、痛んだり
するときは無理せず中止する

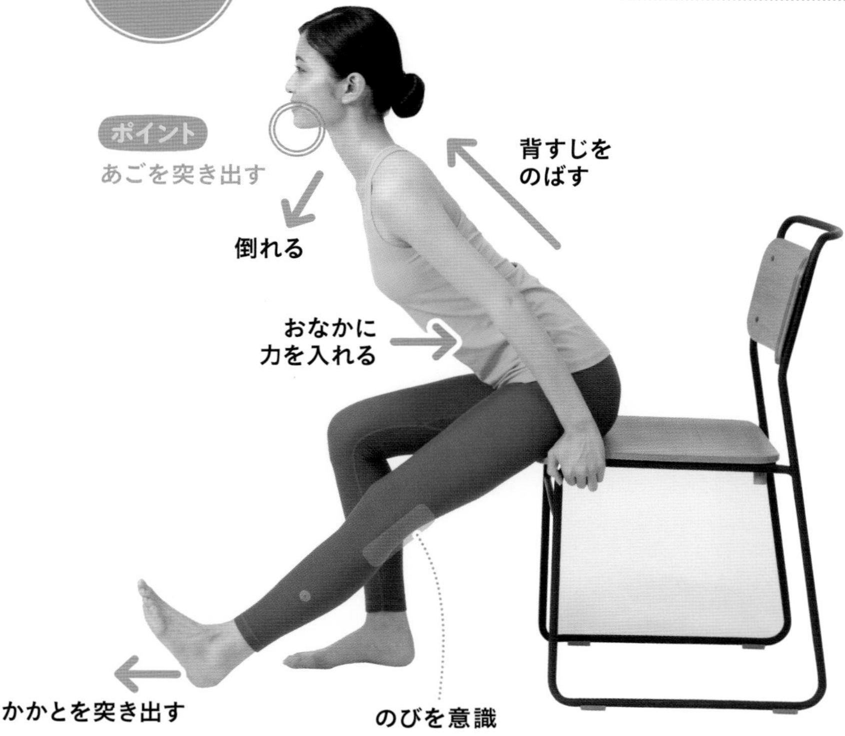
ポイント
あごを突き出す
背すじを
のばす
倒れる
おなかに
力を入れる
かかとを突き出す
のびを意識

2 上体をゆっくり限界まで倒す。

ひとりでできる

ひざ裏をのばし、ひざ裏から股関節まわりの血流をよくする

ワイパーストレッチ

足を左右に倒してひざ裏から股関節まわりの血流を促進します。股関節にトラブルがある人は慎重に。

ねらい ▶▶▶ 股関節痛の改善 ｜ 股関節まわりの血流アップ ｜ 姿勢改善

ここを刺激!

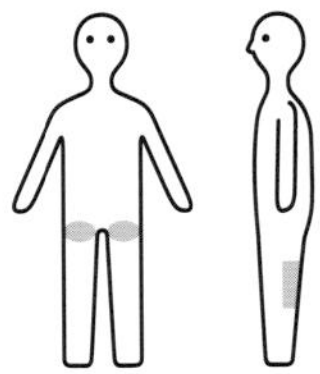

股関節、ひざ裏

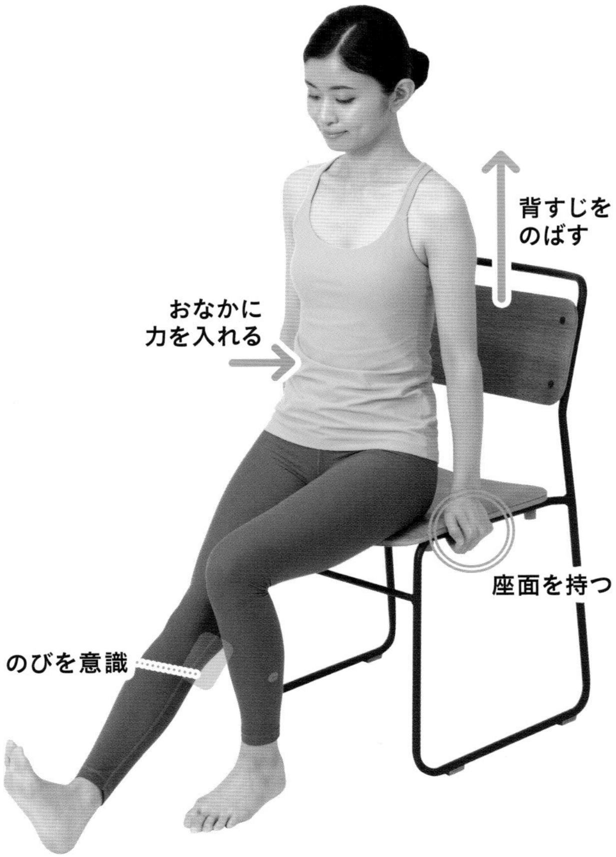
背すじをのばす
おなかに力を入れる
座面を持つ
のびを意識

1 椅子に浅く腰掛ける。片方のひざをのばす。

注意!

ひざが腫れたり、**痛んだり**するときは無理せず中止する。**股関節に痛み**がある人は慎重に行い、痛みが強くなったら中止する

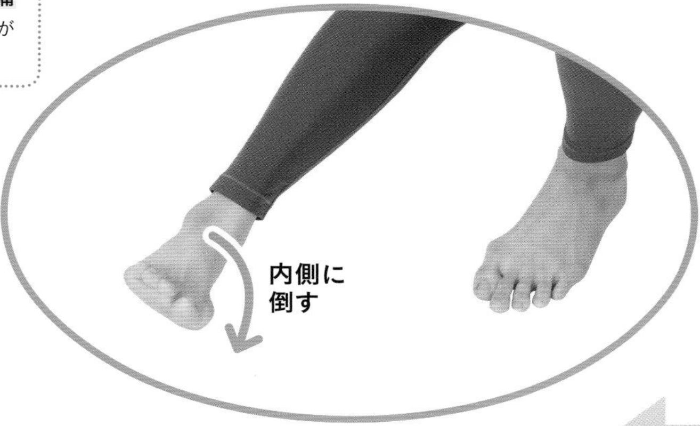

2

2秒かけてつま先を内側へ倒す。
ゆっくりとつま先を戻す。

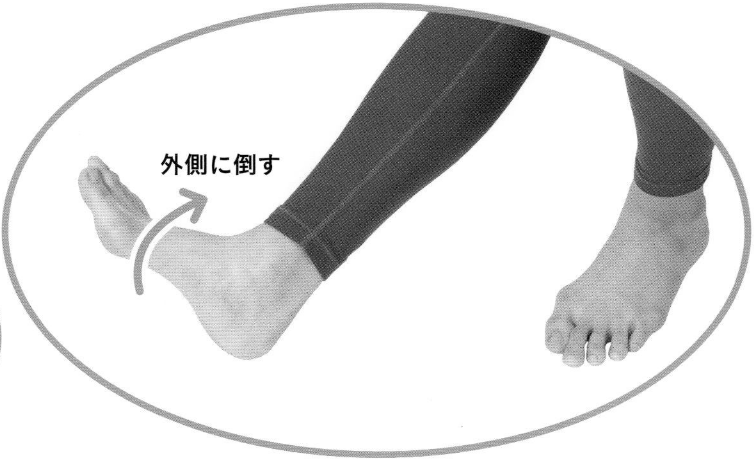

2~3を
1~3回くり返す
反対側も

3

2秒かけてつま先を外側へ倒す。
ゆっくりとつま先を戻す。

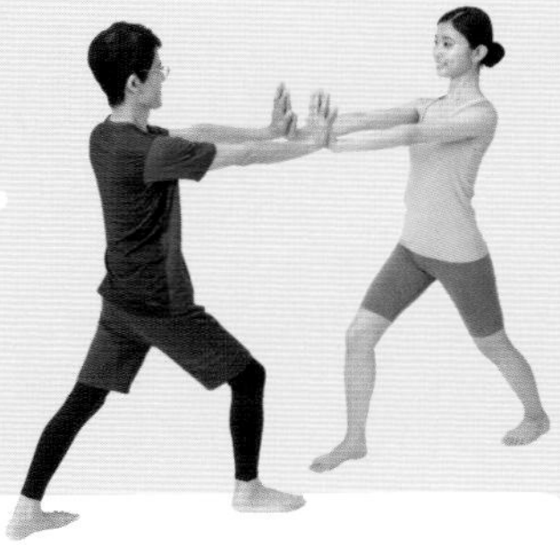

教えて！
川村先生

Q 違う章のポーズも試したいですが、何を選んだらいいですか？

A ぜひ、試してみてください。本書は1章から5章へ向けて徐々に負担の少ない運動になるよう設定しています。「壁ドン」系や「アオサギ」系の運動は複数の章で紹介していますので、下の図の矢印の向きに、章をさかのぼるようにチャレンジしてみてください。

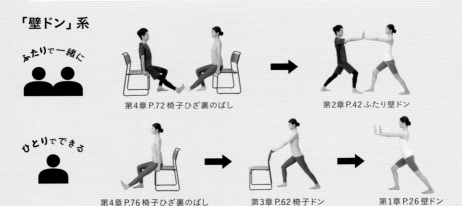

「壁ドン」系

ふたりで一緒に

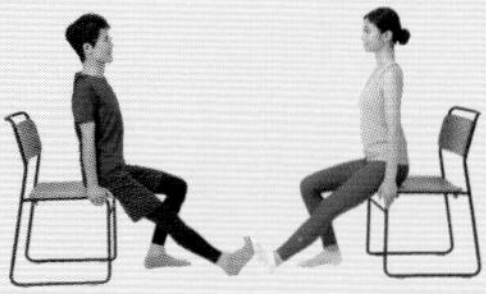
第4章 P.72 椅子ひざ裏のばし

→

第2章 P.42 ふたり壁ドン

ひとりでできる

第4章 P.76 椅子ひざ裏のばし

→

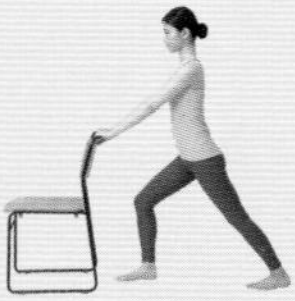
第3章 P.62 椅子ドン

→

第1章 P.26 壁ドン

「アオサギ」系

※ふたりで一緒にできる「アオサギ」系のポーズには、P.88に「アオサギ（あおむけ）」があります。

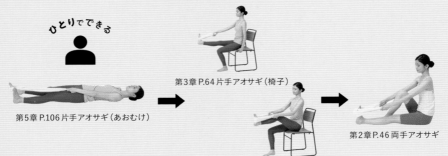

ひとりでできる

第5章 P.106 片手アオサギ（あおむけ）

→

第3章 P.64 片手アオサギ（椅子）

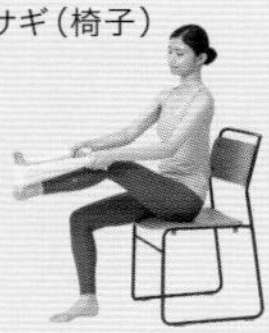
第3章 P.66 両手アオサギ（椅子）

→

第2章 P.46 両手アオサギ

第 5 章

寝たきりさん向けケア

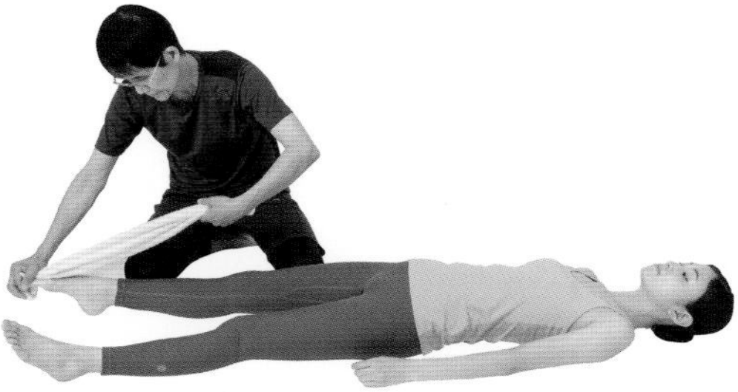

寝たきりの方のためのポーズを紹介しています。
「ふたりで一緒に」、「ひとりでできる」の
どちらのポーズも、体の動く範囲に合わせて
シニアご自身で行ったり、
介助者がサポートしたりと調整してください。

寝たきりさんのための ひざ裏のばし

まずは介助者の方と一緒に本章のポーズをやってみましょう。
介助なしにできるストレッチがあれば、ひとつでもやるという気持ちが大切です。
少しずつ、できることを増やしていきましょう。

寝たきりさんってどんな人?

やってみよう!
寝たきりさんのチェックリスト

□自分の力でトイレに歩いて行けない
□介護度が要介護4（日常生活をしていくにあたって、ほぼ介護なしでは生活が難しい状態）
□介護度が要介護5（日常生活をしていくにあたり、介護なしでは生活が不可能な状態）

→当てはまる項目が多い人は、寝たきりさん

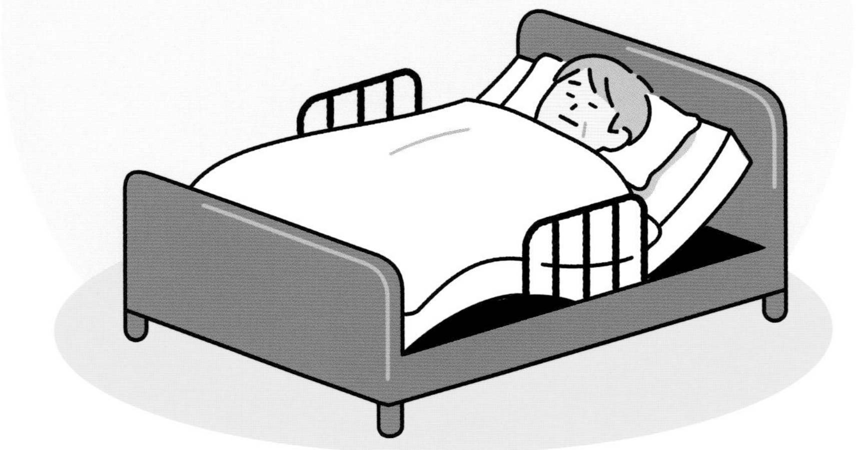

寝たきりさんの体の状態

・自分の力で歩けない
・食事、排泄、入浴などに介助が必要
・筋肉が弱っている
・噛む力、飲み込む力が弱っている
・体に不調を抱えている
など

改善のためにできること

ベッドの上でできるひざ裏のばしをしよう

・最初は介助者と一緒にやってみよう
・もしひとりでできるポーズがあれば、やってみよう

寝たきりさんのひざ裏のばしメニュー

STEP 1　まずは基本のポーズ

2人　アオサギ(あおむけ)(P.88)

1人　足指ほぐし(P.98)

次に

STEP 2　ポーズを増やす

→ポーズの合計数は2 ～5くらいが目安

次に

STEP 3　第4章(P.69)のポーズにチャレンジ!

ふたりで一緒に

足裏アーチと内転筋に力を入れ、歩く練習につなげる

基本のポーズ

アオサギ（あおむけ）

ひざ裏をのばし、体幹を鍛えることで足裏のアーチと内ももに力が入るポーズです。歩くための筋肉を鍛えることができます。

ねらい ▶▶▶ 歩くためのトレーニング ｜ 腰痛改善 ｜ 尖足予防

ここを刺激!

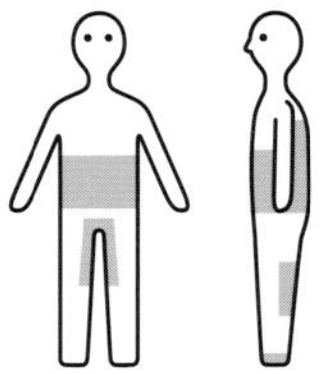

背中、体幹、内転筋、ひざ裏、足裏アーチ

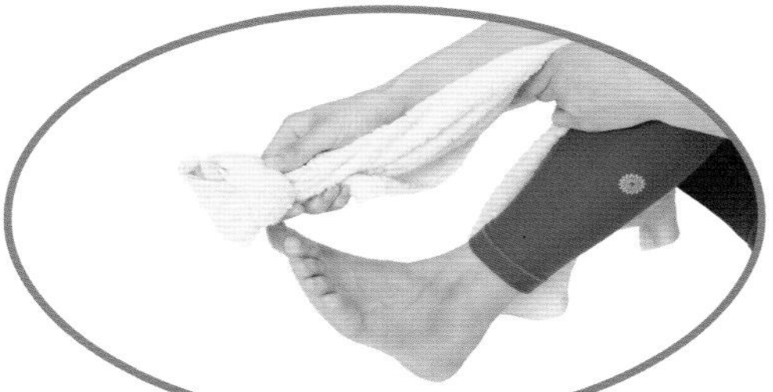

1

タオルの端に結び目をつくる。

※タオルの長さが90cm以上あると自分で引っぱりやすい。

注意!

ひざや腰が腫れたり、痛んだりするときは無理せず中止する

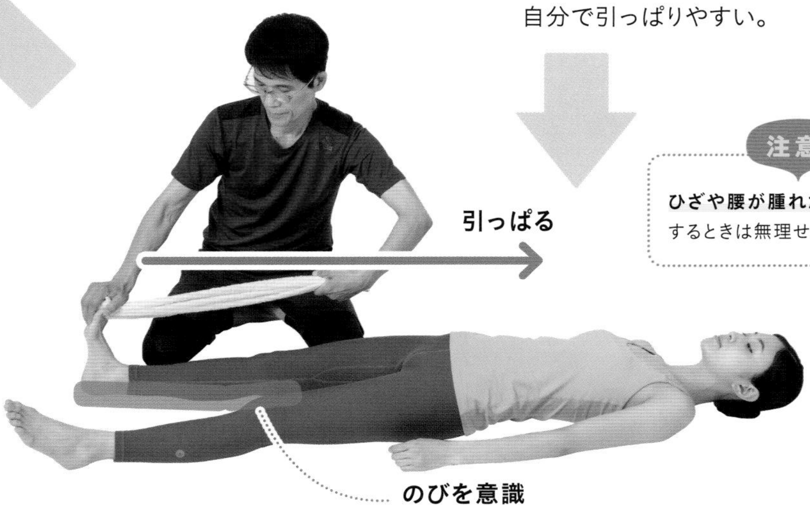

2

結び目を足の親指と人さし指の間にひっかけて、5秒間タオルを引っぱる。持てる人にはタオルを持たせ、自分で引っぱるよう促す。

動画でチェック!

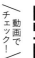

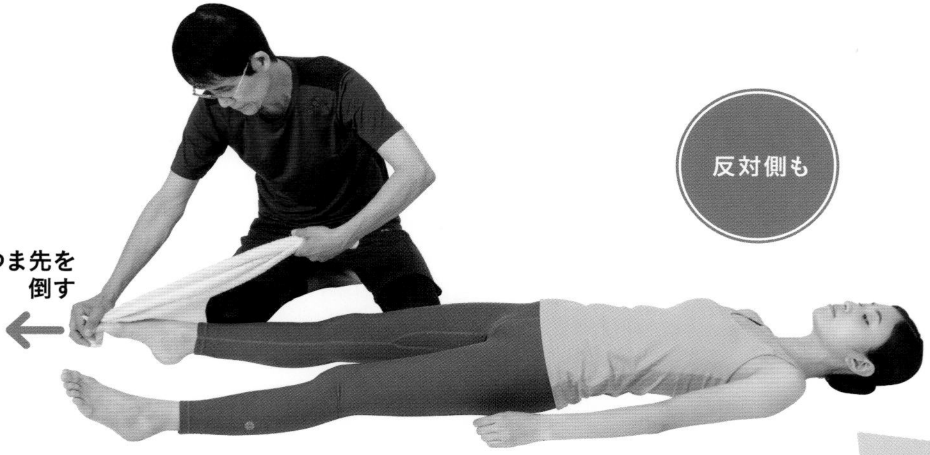
つま先を
倒す
反対側も

3

引っぱる手をゆるめ、足首をのばす。
タオルを引いて、戻して、足首の曲げのばしを
3 〜5回くり返す。最後に5秒間引っぱる。

ステップアップ

体を起こせる人は

アオサギ（座位）

体を起こし、1のタオルを
足の親指にひっかけてタオルを引っぱる。
3と同じように足首を動かす。

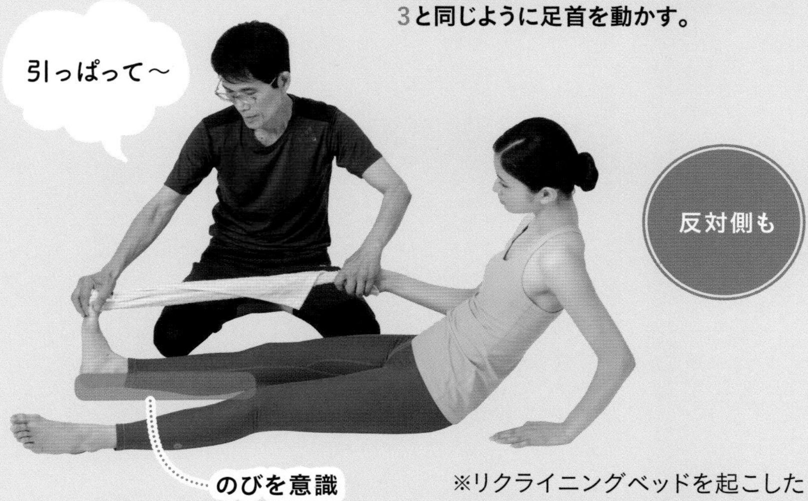
引っぱって〜
反対側も
のびを意識

※リクライニングベッドを起こしたり、
背中にクッションをはさんでもOK。

ふたりで一緒に

足裏の筋肉をゆるめ、血流をよくする

足裏コロコロ(あおむけ)

ボールを使って、足裏全体を刺激します。筋肉をゆるめることで血流がよくなり、神経を刺激することで認知機能もアップします。

ここを刺激!

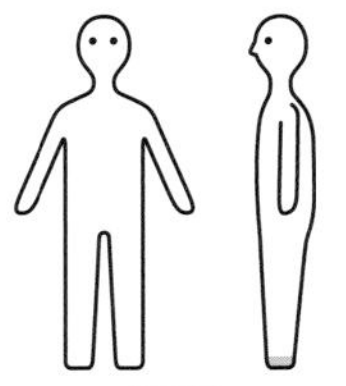

ねらい ▶▶▶ 足裏の血流アップ　尖足予防　足首のストレッチ　認知機能アップ

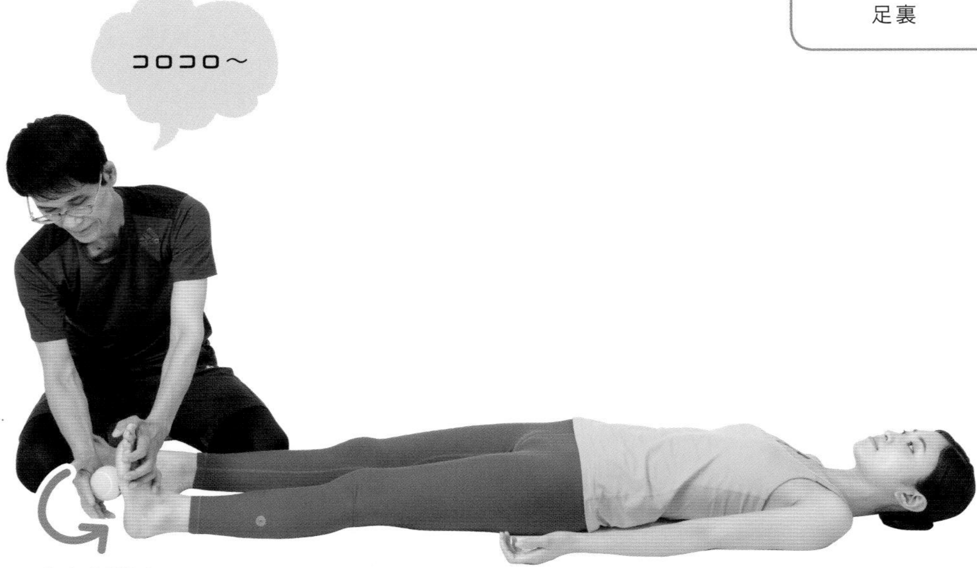

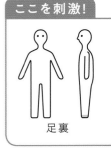

足裏を刺激する

1 足の裏で硬式テニスボールを転がし、軽く刺激する。(※)

※トゲトゲボール(P.24)を使うと効果アップ!

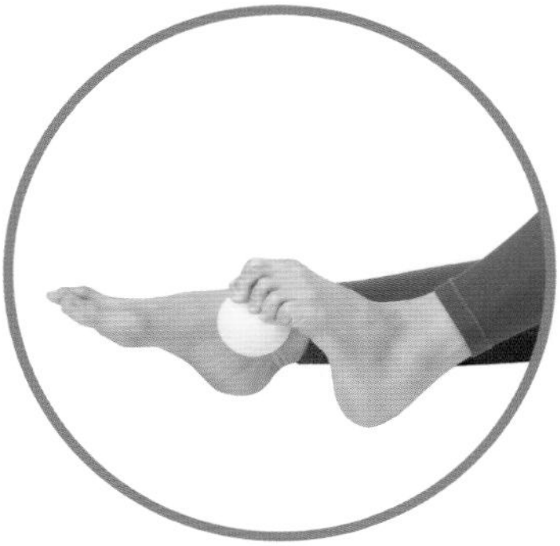

ワンポイント

ソフトテニスボールやトゲトゲボール（P.24）を足指でつかめるか、チャレンジしてみよう。

注意!

ひざや腰が腫れたり、痛んだり
するときは無理せず中止する

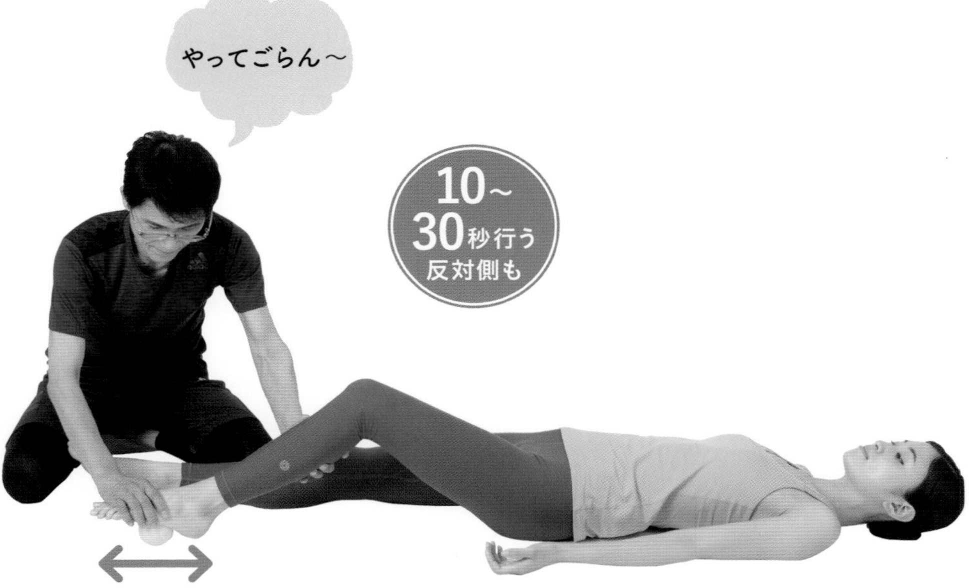

10～30秒行う
反対側も

2 ひざが曲がる人は、床にボールを置き、足裏で軽く転がす。可能なら、自分で足を動かすように誘導する。

ふたりで一緒に

足の指を広げ、
床をつかみやすくする

足指ほぐし

足の指を広げることで血流が改善され、床をつかむ力が養われます。神経への刺激になるので、認知機能もアップします。

ねらい ▶▶▶ 足裏の血流アップ　神経刺激　足裏アーチの強化　認知機能アップ

ここを刺激!

足指

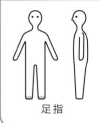

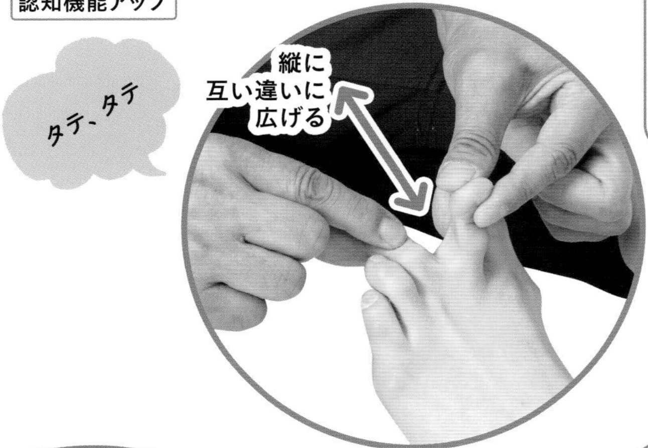
タテ、タテ
縦に
互い違いに
広げる

各指
3回ずつ

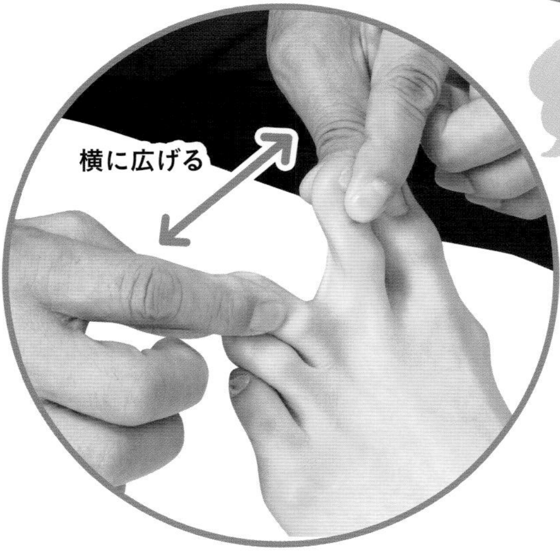
ヨコ
横に広げる

1

足の親指と人さし指を持ち、「タテ、タテ、ヨコ」に広げる。指を持ち替えて薬指と小指まで順番に行う。

注意!

ひざや腰が腫れたり、痛んだり
するときは無理せず中止する

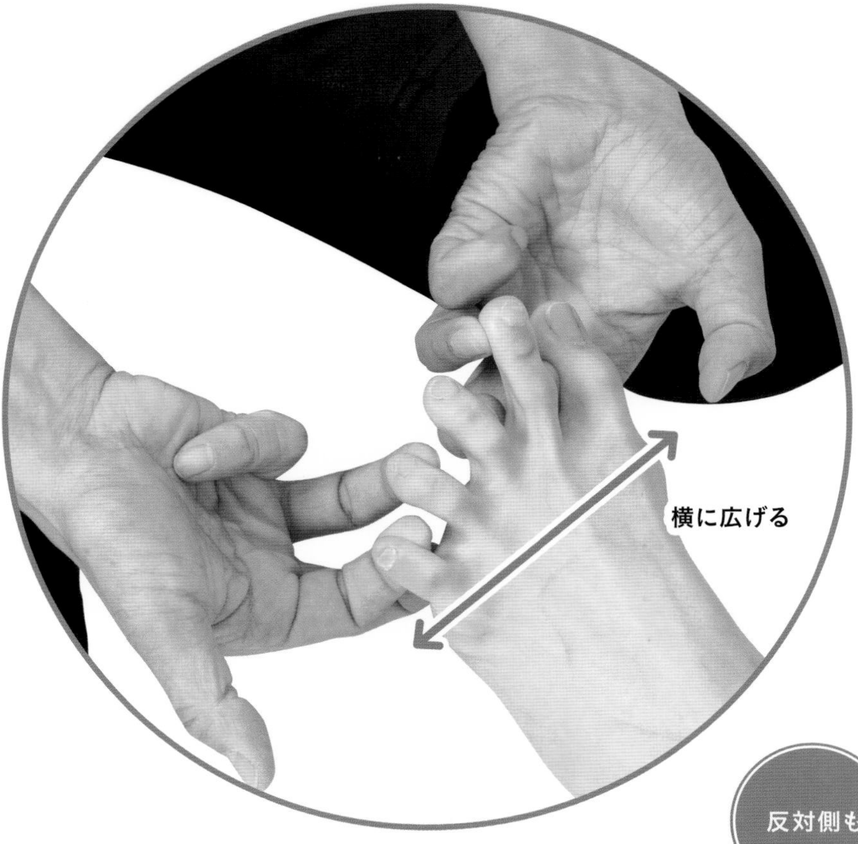

反対側も

2 最後に全部の足の指を横に広げる。

ふたりで一緒に

ひざ裏の筋肉をほぐし、
血流をよくする

ひざ裏コロコロ(あおむけ)

ひざ裏をの筋肉をほぐして血流をよくするポーズです。ひざ裏にあるツボ「委中《いちゅう》」を刺激することで腰痛改善も期待できます。

ねらい ▶▶▶ 血流アップ　腰痛改善　むくみ改善

ここを刺激!

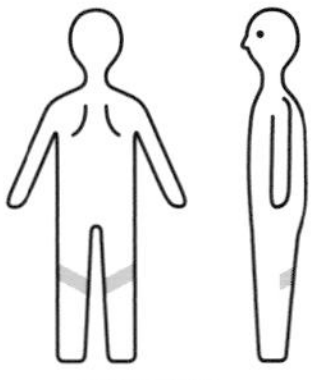

膝窩筋、
委中（ツボ）

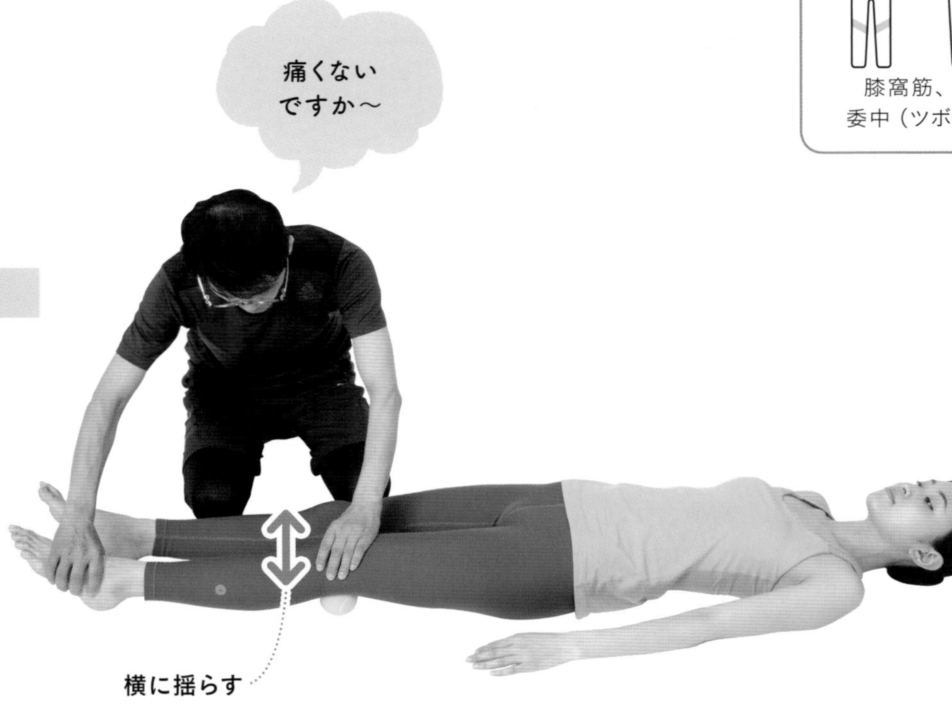

1

**ひざの裏に硬式テニスボールを入れ、
横方向に揺らす。**(※)

※トゲトゲボール（P.24）を使うと効果アップ！

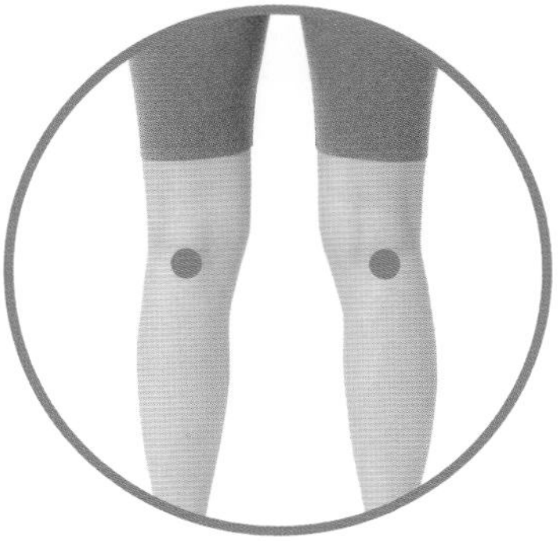

ワンポイント

ひざ裏のしわの中央にある「委中」は、
腰痛改善のツボ。
ボールで刺激するとよい。

注意!

ひざや腰が腫れたり、痛んだり
するときは無理せず中止する

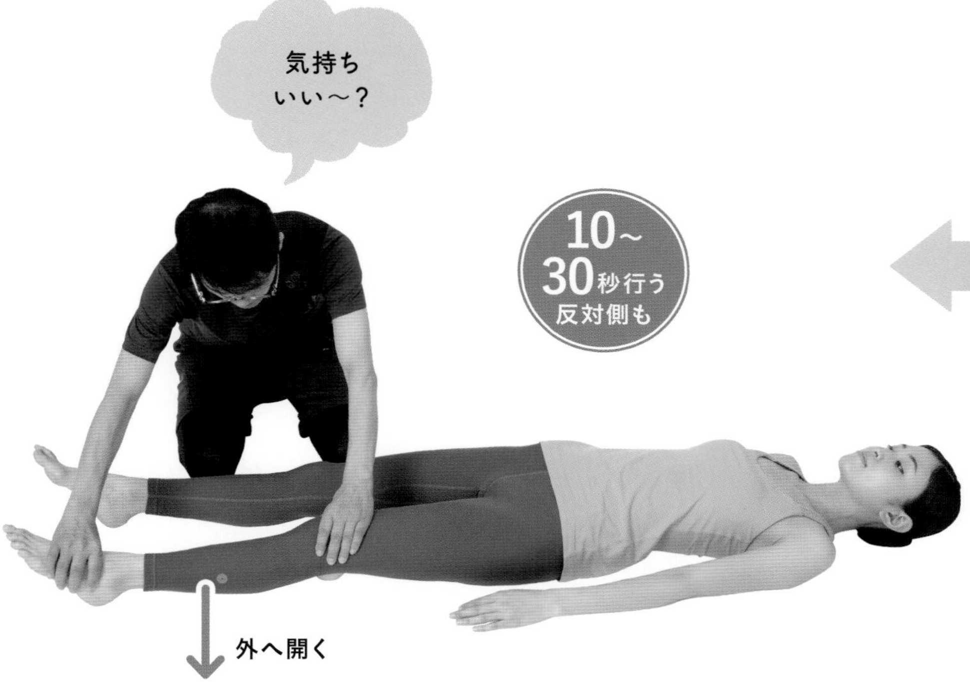
気持ち
いい～？
10～
30秒行う
反対側も
外へ開く

2 ひざの裏にボールを入れたまま、足全体を外方向へ開くように揺らす。

ふたりで一緒に

手のひらを使って血流をよくし、握力も鍛える

ボールニギニギ(あおむけ)

血流をよくし、同時に握力アップも図るポーズです。
手のひらのツボを刺激することで認知機能アップも期待できます。

ねらい ▶▶▶ 血流アップ　握力強化　呼吸筋強化　認知機能アップ

ここを刺激!

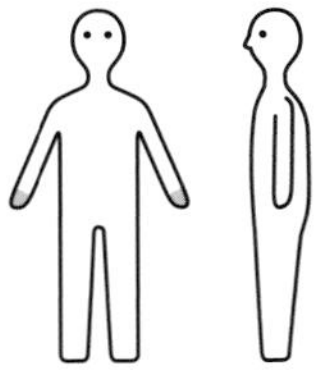

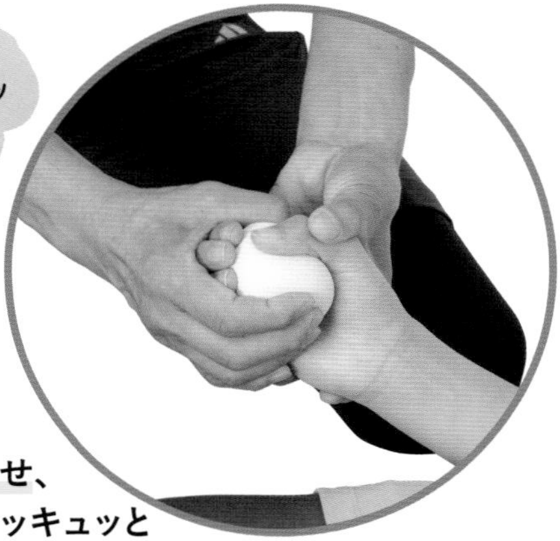

1

ソフトテニスボールを握らせ、その上から包むようにキュッキュッと手を握る。反対側も同様に行う。(※)

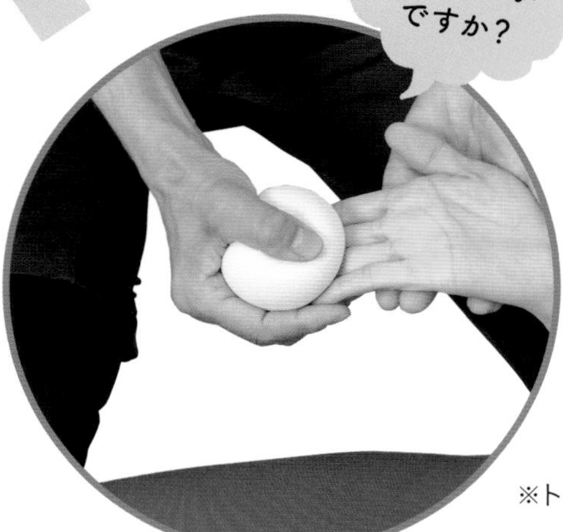

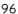

2

指全体が硬くなって縮こまっている場合は、指をのばすようにボールを転がし、刺激する。

※トゲトゲボール(P.24)を使うと効果アップ!

3

親指と人さし指の間を
のばすように、
ボールを入れて広げる。

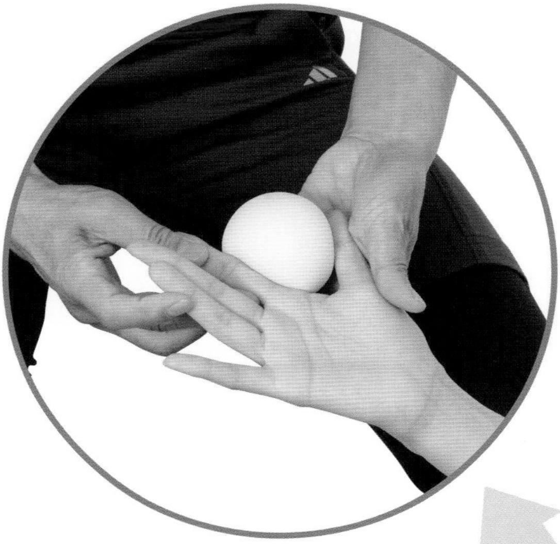

コロコロ〜

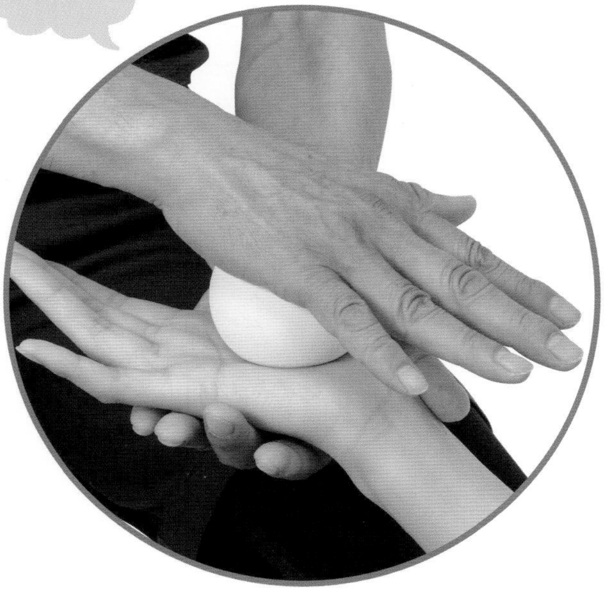

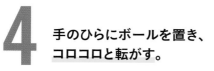

10〜30秒行う
反対側も

4

手のひらにボールを置き、
コロコロと転がす。

ひとりでできる

足の指をのばし
床をつかみやすくする

基本のポーズ

足指ほぐし

自分の足を使って、足指をのばすポーズです。
足首が下向きに固まってしまう尖足の予防にもなります。

ねらい ▶▶▶ 足裏の血流アップ　神経刺激　足裏アーチの強化　尖足予防

ここを刺激!

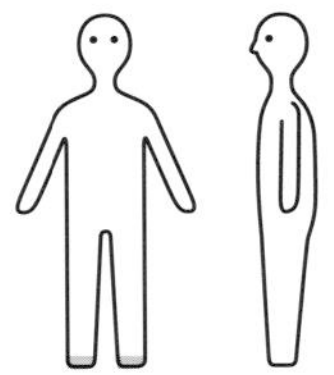
足の指

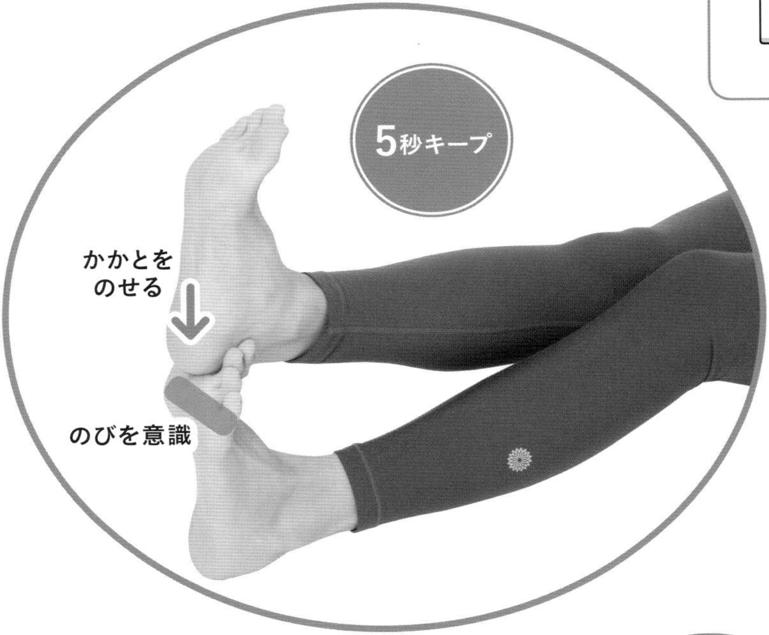
5秒キープ
かかとをのせる
のびを意識

1 **足の親指と人さし指の間に**
反対の足のかかとを入れる。

注意!

ひざや腰が腫れたり、痛んだり
するときは無理せず中止する

動画でチェック!

2～3回
くり返す

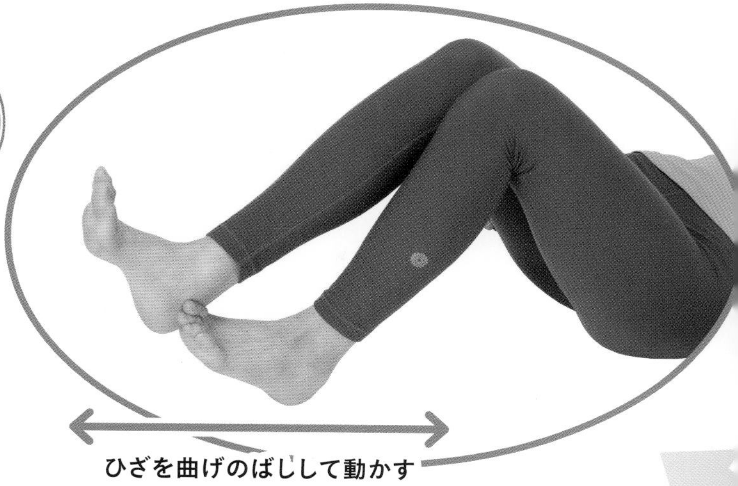

2

できる人は、かかとを入れたまま
ひざを曲げのばしする。

反対側も

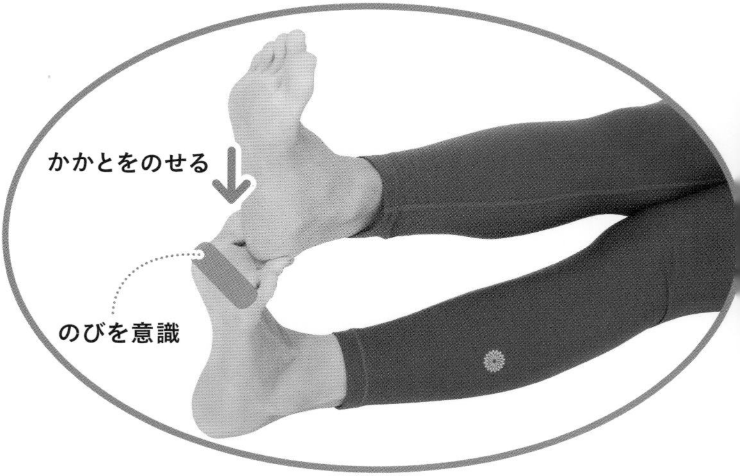

3

かかとを足の指１本ずつにのせる。
できる人はかかとを指全体にのせる。

ひとりでできる

足裏の血流をアップさせながら
脳に刺激を与える

足裏コロコロ（あおむけ）

ボールを使って足裏の筋肉をゆるめ、血流をよくするポーズ。
神経を刺激することで脳に刺激を与えます。

ねらい ▶▶▶ 足裏の血流アップ　尖足予防　足首のストレッチ　認知機能アップ

ここを刺激！

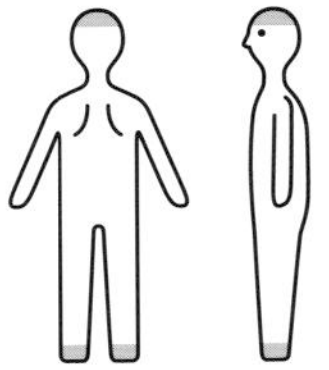

脳、足裏

1 あおむけになり、片ひざを軽く曲げて硬式テニスボールを足の裏に置く。

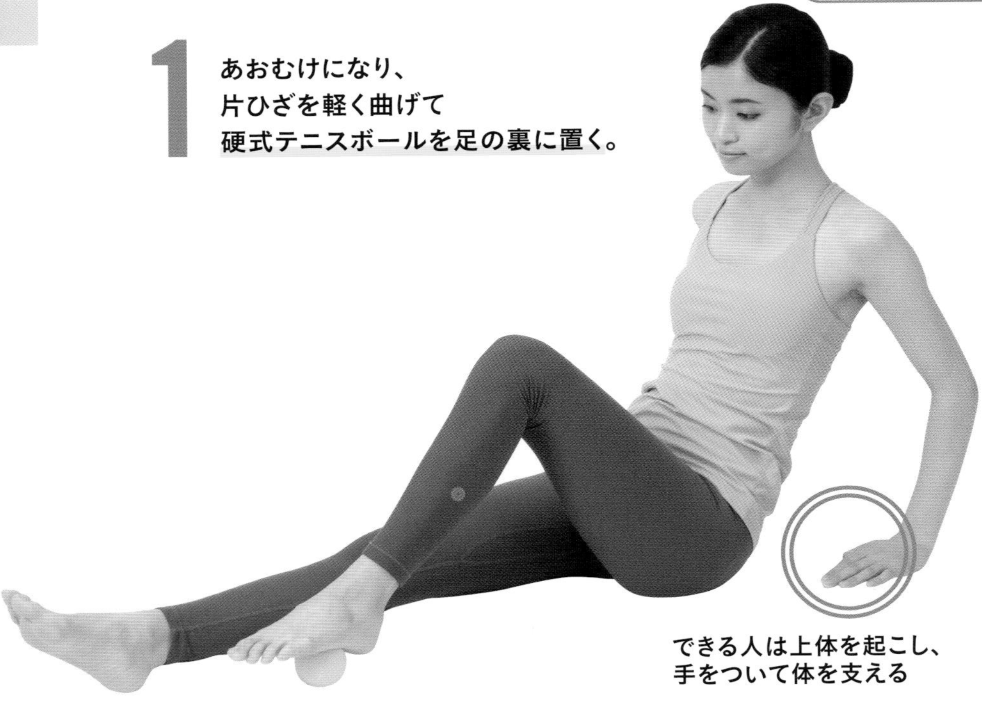

できる人は上体を起こし、
手をついて体を支える

※リクライニングベッドを起こしたり、
背中にクッションをはさんでもOK。

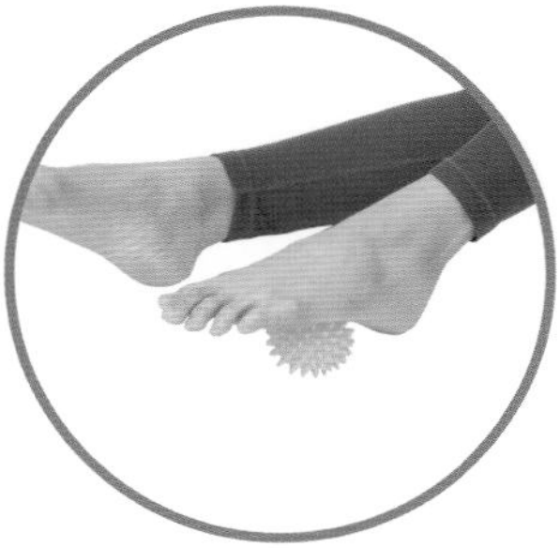

ワンポイント

トゲトゲボール（P.24）を使うと
より刺激を与えることができる。

注意！

ひざや腰が腫れたり、痛んだり
するときは無理せず中止する

10～30秒行う
反対側も

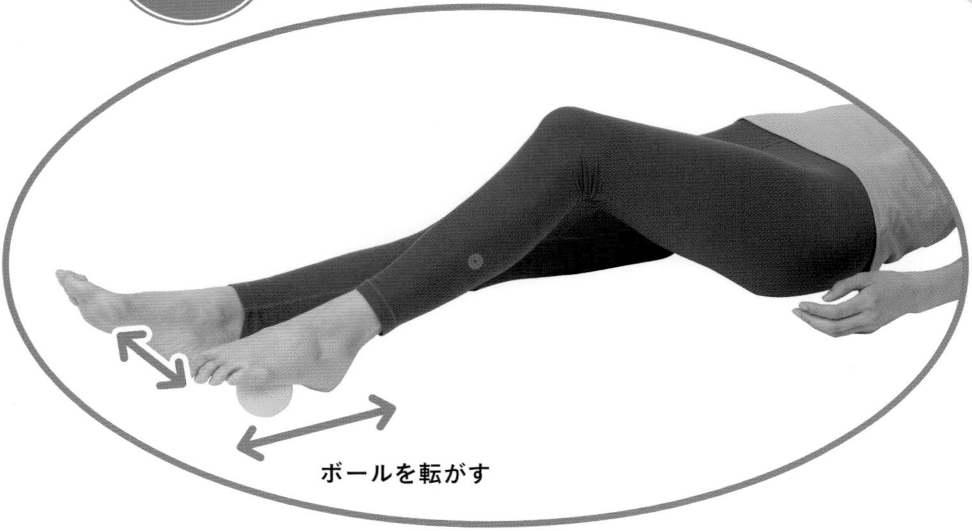

2 ボールを前後左右に転がして足の裏を刺激する。

ひとりでできる

ひざ裏の筋肉をほぐし、
血流をよくする

ひざ裏コロコロ（あおむけ）

ひざ裏全体を刺激します。筋肉をゆるめることで血流がよくなり、委中（P.95）というツボを刺激して腰痛改善も促します。

ねらい ▶▶▶ 血流アップ　腰痛改善　むくみ改善

ここを刺激！

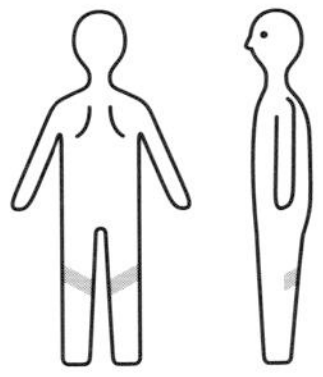

膝窩筋、
委中（ツボ）

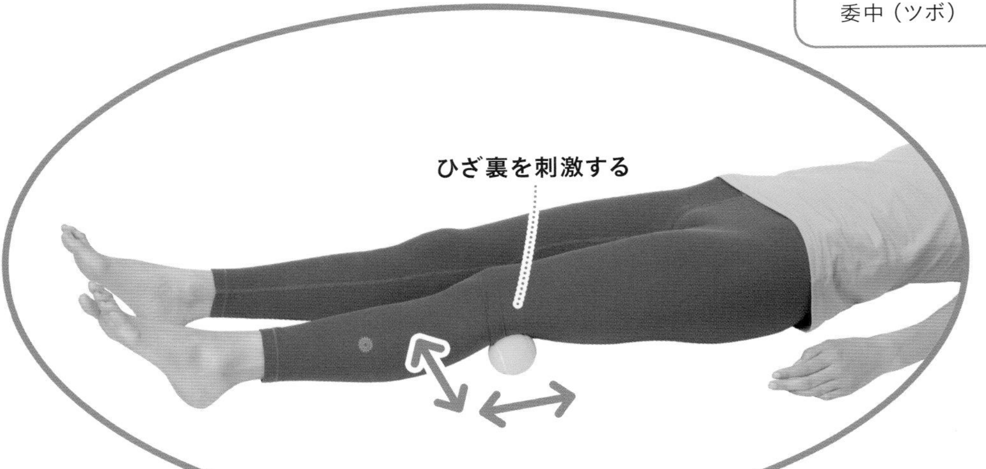

1 あおむけになり、ひざ裏に硬式テニスボールをあてて足を前後左右に揺らし、ひざ裏を刺激する。(※)

※トゲトゲボール（P.24）を使うと効果アップ！

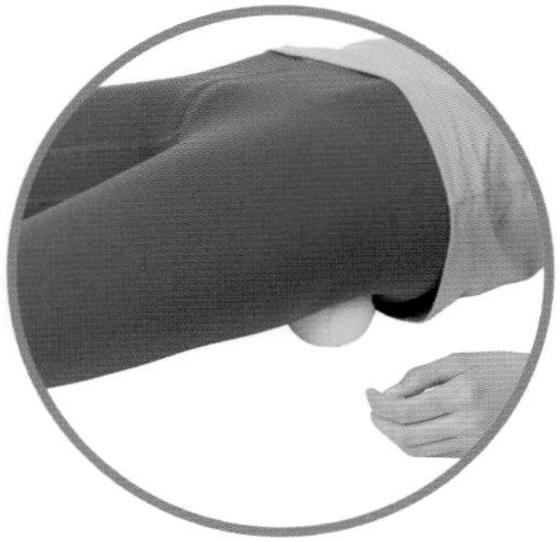

ワンポイント

ボールをお尻の下に入れて、お尻を刺激してもよい。

注意!

ひざや腰が腫れたり、痛んだりするときは無理せず中止する

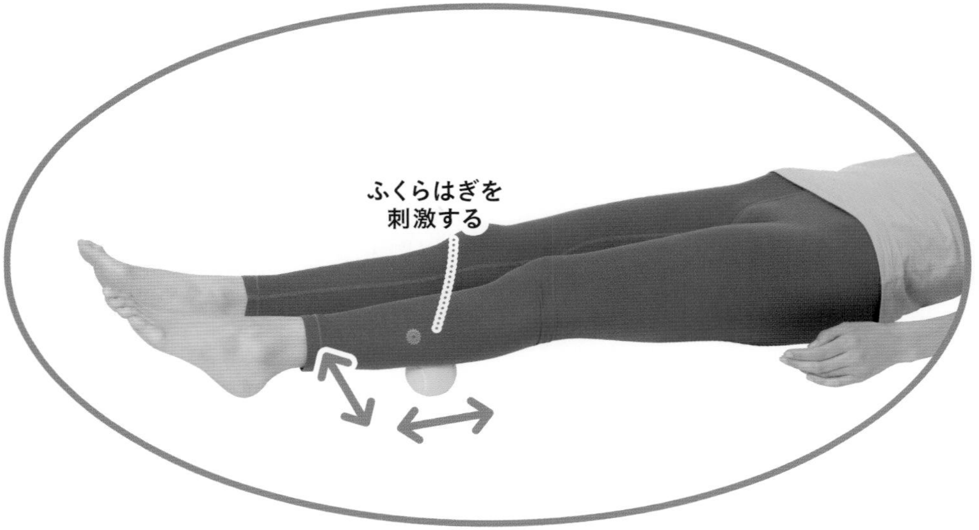

2 ひざがのびず

ひざ裏にボールをあてるのが難しい場合は、ふくらはぎを刺激してもよい。

**30秒～1分行う
反対側も**

ひとりでできる

手のひらの血流をよくし、握力アップ・認知機能アップを図る

ボールニギニギ(あおむけ)

手の血流をよくして、同時に握力のアップも図ります。
脳に刺激を与えるので、認知機能アップも期待できます。

ねらい ▶▶▶ 血流アップ 握力強化 呼吸筋強化 認知機能アップ

ここを刺激!

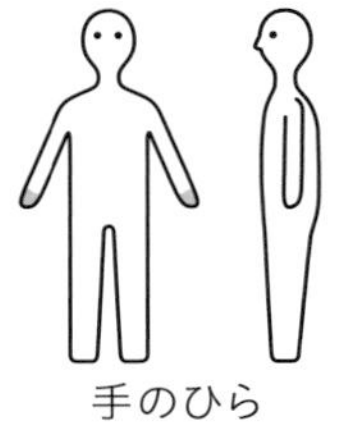

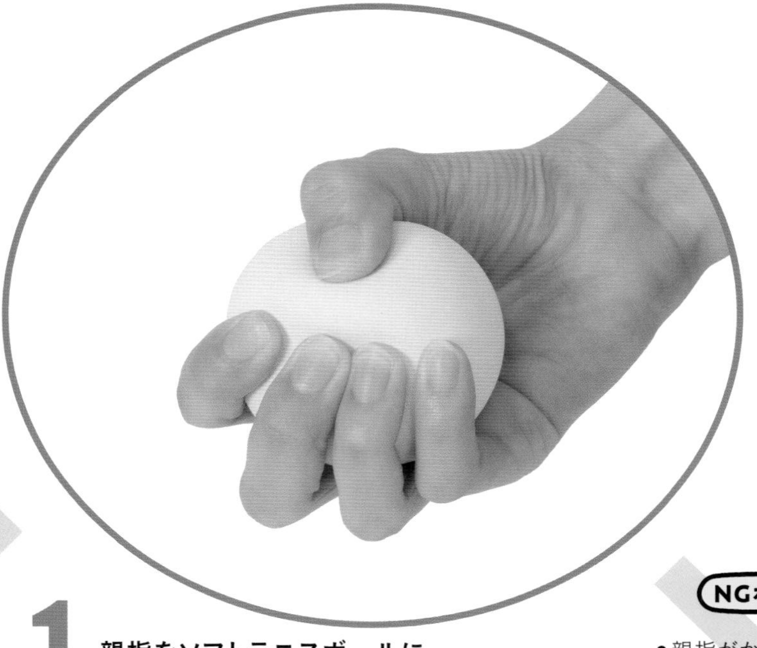

1 **親指をソフトテニスボールにかけて、包むように握る。**(※)

NGポーズ

- 親指がかかっていない

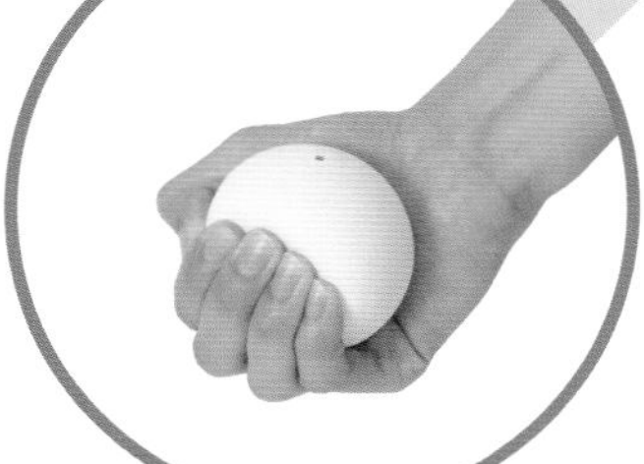

※トゲトゲボール (P.24) を使うと効果アップ!

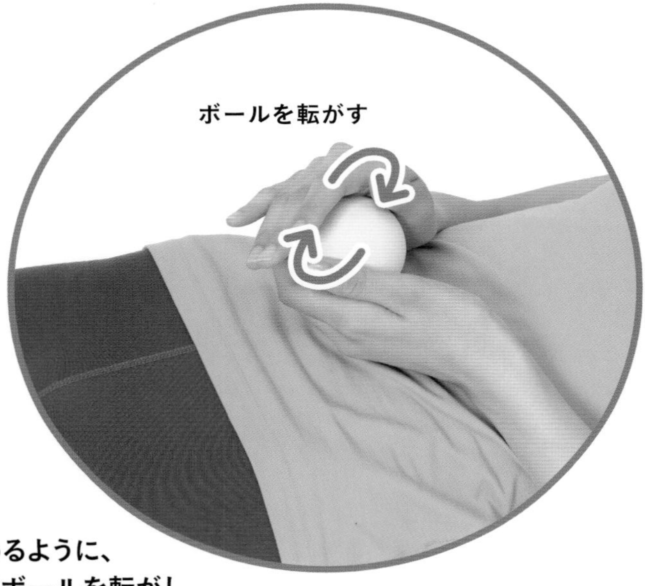

2

お団子を丸めるように、
両手を使ってボールを転がし、
手のひらを刺激する。

それぞれ
10~30
秒行う
反対側も

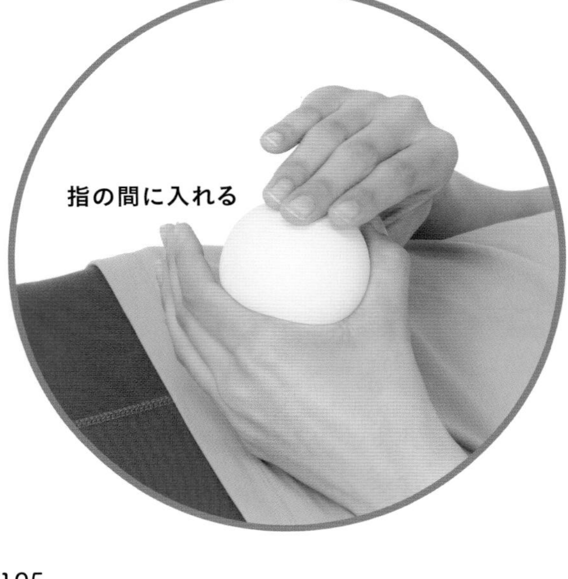

3

指と指の間を広げるように、
ボールを入れて刺激する。

ひとりでできる

ひざ裏をのばし、体幹に力を入れて
歩く練習につながる

片手アオサギ(あおむけ)

タオルを引っぱり、ひざ裏をのばして体幹に力を入れるポーズ。
足裏アーチと内ももに力が入り、歩く練習になります。

ここを刺激!

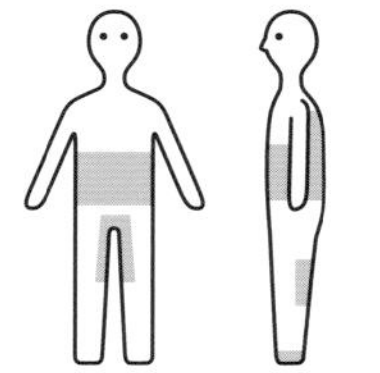

背中、体幹、内転筋、ひざ裏、足裏アーチ

ねらい ▶▶▶ 歩くためのトレーニング 腰痛改善

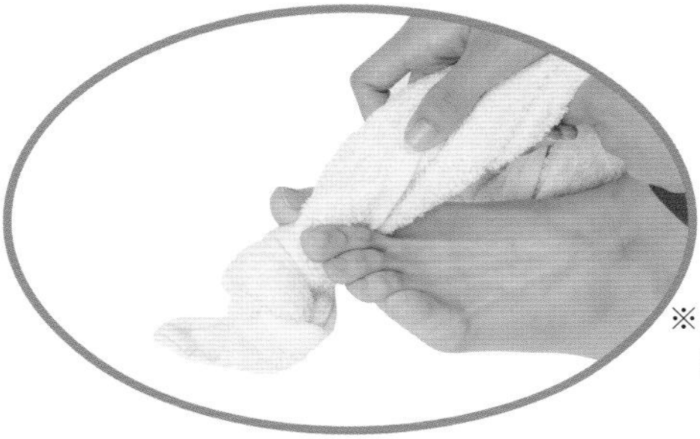

※タオルの長さが90cm以上あると自分で引っぱりやすい。

1

タオルの端を結んで結び目をつくる。足の親指と人さし指の間に結び目をはさむ。

注意!

ひざや腰が腫れたり、痛んだりするときは無理せず中止する

3~5回
くり返す
反対側も

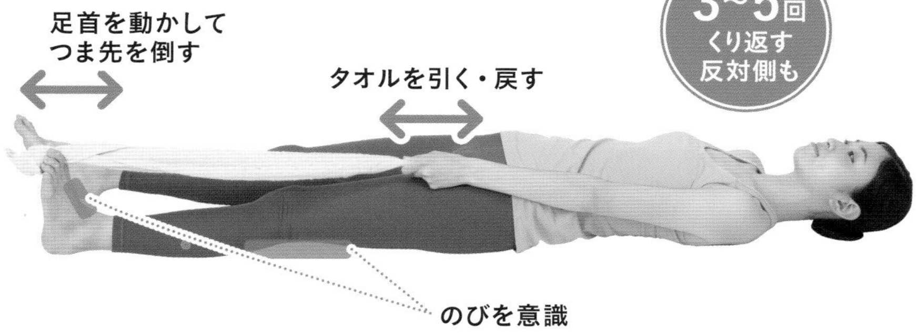

足首を動かして
つま先を倒す
タオルを引く・戻す
のびを意識

2

あおむけになって息を吸いながら、タオルを手前に引いて、かかとを突き出す。吐きながら手をゆるめてつま先を倒す。

ステップアップ

片手アオサギ(あおむけ)ができた人は①

片手アオサギ(足上げ)

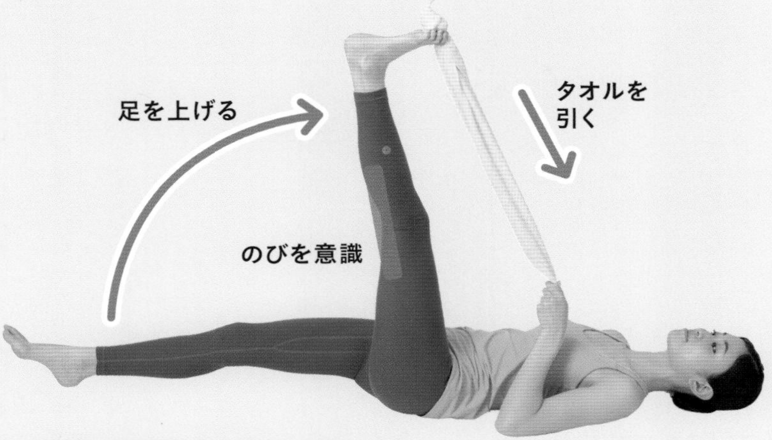
足を上げる
タオルを
引く
のびを意識

タオルを引き、足を少しずつ上げていく。
痛くないところまで上げる。ひざは曲がっていてもよい。

片手アオサギ(あおむけ)ができた人は②

片手アオサギ(起き上がり)

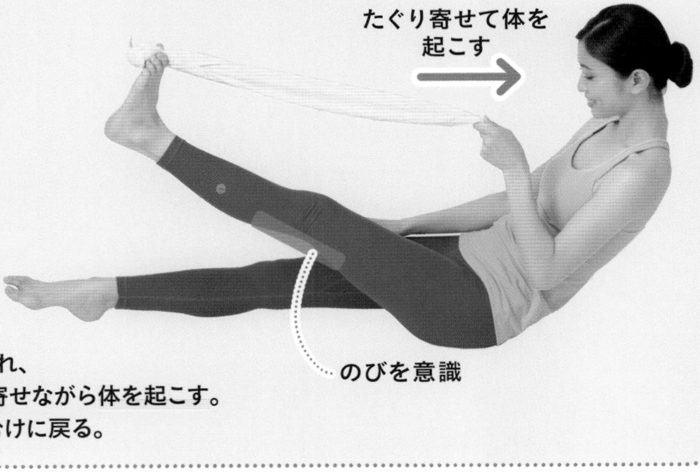
たぐり寄せて体を
起こす
のびを意識

おなかに力を入れ、
タオルをたぐり寄せながら体を起こす。
ゆっくりとあおむけに戻る。

巻末ルポ❶

利用者に驚くべき効果が！デイサービスでひざ裏のばし

デイサービス「トリリオン・S」の取り組み

介護保険からの「卒業」を目指す

トリリオン・Sは、高知県須崎市にある自立支援強化型のデイサービスです。ここでは主に要支援1・2の個人と総合事業対象者の方々（要支援者に相当する状態）を対象として、介護保険からの「卒業」を目指しています。

特徴は、3カ月を区切りとして、運動、栄養面のアドバイス、口腔機能チェックなどを行うことです。運動は「下肢3点セット」という運動器具を使って、ステッパー、ストレッチ、ステップエアロビクス（踏み台昇降）を行い、下半身を中心に身体機能を高めていきます。

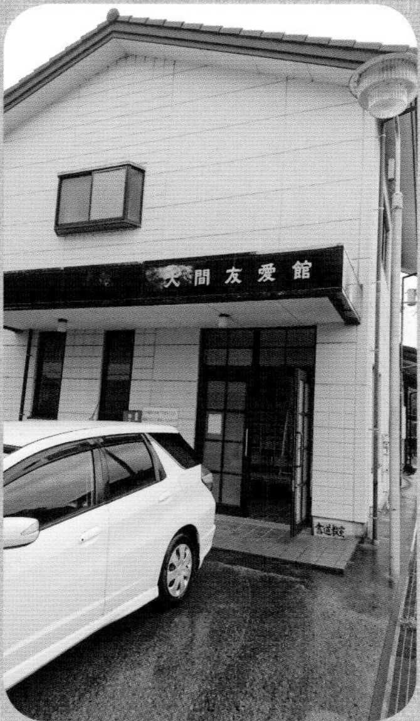

トリリオン・S

高知県須崎市の自立支援強化型デイサービス。合同会社勇七《いさな》が運営する。ひざ裏のばしを含む3カ月プログラムには、平均して4～9名の高齢者が参加している。

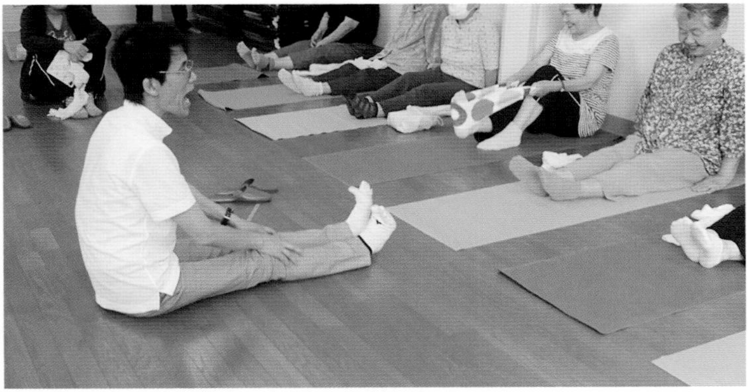

川村先生による指導の様子。

「ひざ裏のばし」に出合った

ひざ裏のばしとの出合いは、トリリオン・Sの総括責任者である松田毅さんが「トリリオン・Sと同じように、介護からの卒業を目指している医師がいる」と川村先生の寝たきりゼロ活動を紹介されたことがきっかけでした。

トリリオン・Sはいわゆる「フレイル」の人を対象にしていますが、ひざ裏のばしは対象を選ばないので、「下肢3点セット」の運動を始める前に体を準備するためには、ひざ裏のばしが最適だと感じたそうです。

その後、川村先生をトリリオン・Sに招き、講習会を開いた松田さん。2019年にはひざ裏のばしのインストラクター資格を取得し、本格的にトリリオン・Sにひざ裏のばしを導入しました。

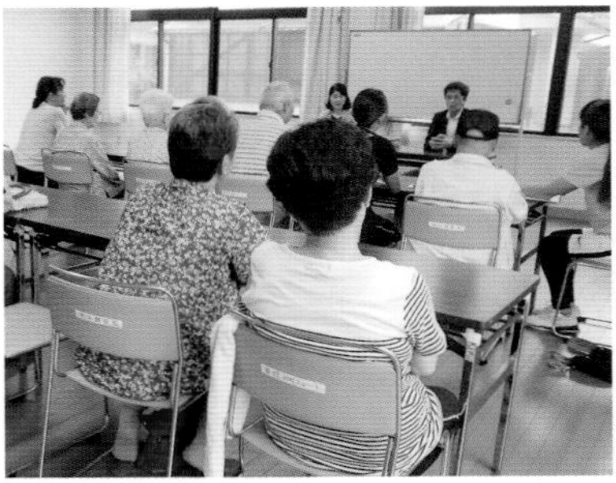

川村先生による講演の様子。
みなさん真剣に聞き入ります。

ひざ裏のばし、みんなでこんなふうに取り組んでいます！

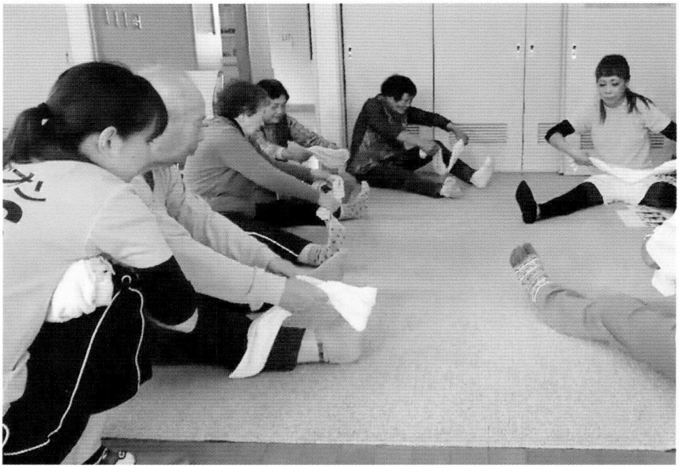

タオルを足にかけ、「アオサギ」のポーズをするところ。

週に一度集まって みんなでひざ裏のばし

「はい、太ももを3回たたきまーす。さんはい、ワン・ツー・スリー！」

トリリオン・Sに、総括責任者の松田さんと同じく、ひざ裏のばしのインストラクター資格をもつ高橋さんの声が響きます。

トリリオン・Sでの運動は、週に一度開催されます。近隣から集まった利用者が、ひざ裏のばしや下肢3点セットによる運動などをして過ごすのです。

運動メニューは個人によって変えていて、本書でも紹介している壁ドン、壁ピタ、ワン・ツー・スリー、アオサギ、足でのボールつかみなどを組み合わせているそうです。

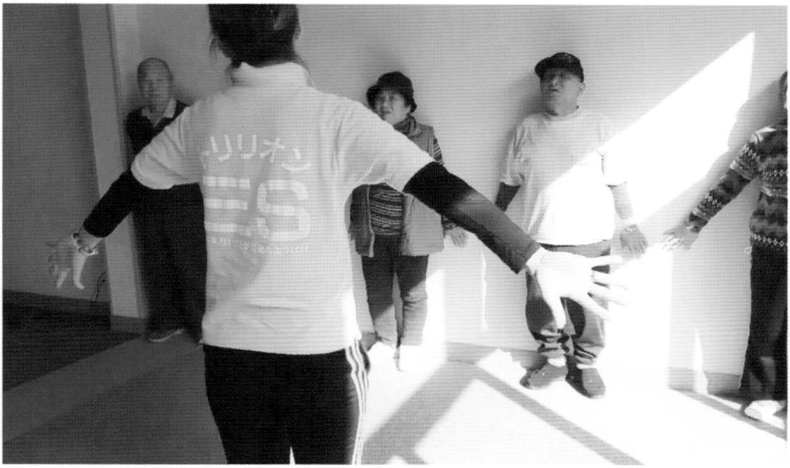

壁の前に立ち、「壁ピタ」をしているところ。

ひざ裏のばしで身長がのびた！

　トリリオン・Sでひざ裏のばしを続けた利用者の中には、身長がのびるという成果が見られた人も。また、「下肢3点セット」による運動もあわせて行い、ひざや腰の痛みがやわらいだり、姿勢がよくなったり、歩く速度が速くなった人もいました。

　トリリオン・Sは2020年から訪問によるひざ裏のばしの指導も始め、ますます地域で注目の存在となっています。

トリリオン・Sのひざ裏のばしに関する取り組み

◎実施形態	通所／訪問
◎スケジュール	通所は基本的に週1回を3カ月間 訪問は週1〜2回
◎人数	通所は4〜9名
◎料金	事業対象者・要支援1・要支援2など場合によって変動

スタッフの声

デイサービス「トリリオン・S」
総括責任者 **松田毅**さん

ひざ裏のばしと下肢3点セットで「介護からの卒業」を目指す

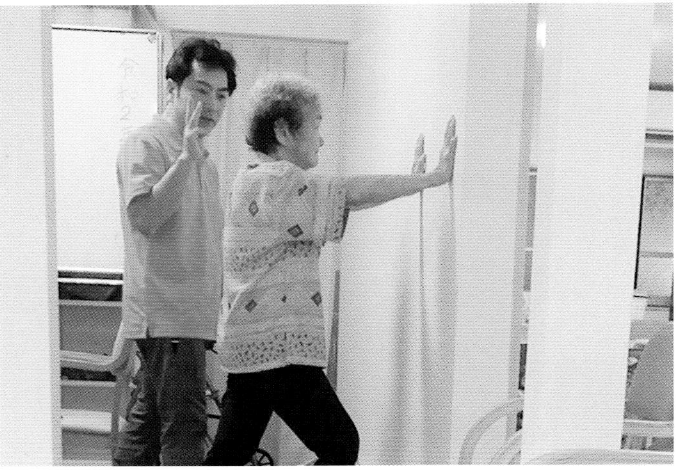
トリリオン・S の施設でひざ裏のばしを指導する松田さん。

だれでもひざ裏のばしで体づくりできる

私がトリリオン・Sで利用者の方の運動に使用している「下肢3点セット」はステッパー、ストレッチ、ステップエアロビクス（踏み台昇降）です。これらを実践するにはある程度の筋力が必要なので、私たちスタッフも時間や負荷の調整を個別に行いながら実践しています。

その下肢3点セットに川村先生のひざ裏のばしを組み合わせたら、利用者の方々の体づくりによりいいのではないか、と考えて今日までひざ裏のばしを実践してきました。ひざ裏のばしは元気な方も、腰が痛い方も、どのような状態の方でも行える運動だからです。

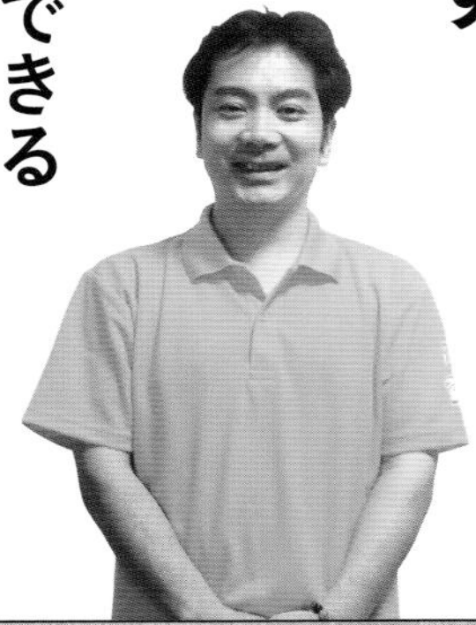

要介護の方にも、大きな変化を実感

　ひざ裏のばしは「フレイル」を超えて、要介護状態にある方でも実践していただける運動です。そこで、2020年からはトリリオン・Sの施設では対象としていない、要介護の方を対象とした事業も始めました。お宅や施設を訪問して、ひざ裏のばしを実践するのです。

　訪問の場合、運動は下肢3点セットを使用せずひざ裏のばしのみです。しかし、姿勢がよくなったり、痛みがやわらいだり、今まで居室にこもりがちだった方の外出回数が増えたり、意欲的になったりと驚くべき効果が出ています。

　これからもご自身の足で歩き、ご自身の意思で生活できる方がひとりでも増えるように頑張っていきたいと思います。

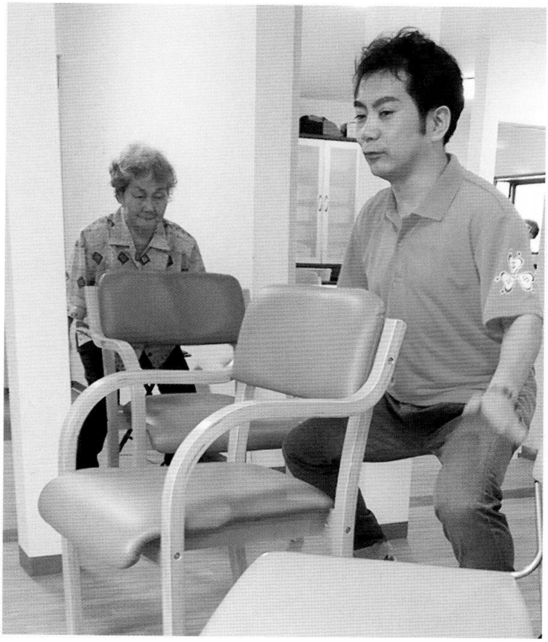

転倒したりふらついたりしないよう、安全面に気を配っています。

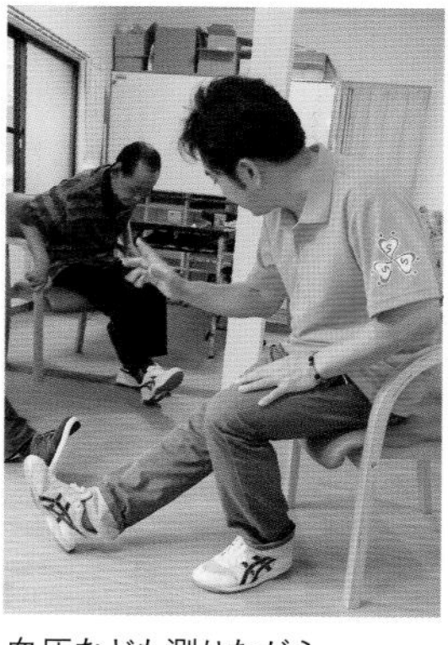

血圧なども測りながら、ひとりひとりの状態に合わせて指導します。

スタッフの声

デイサービス「トリリオン・S」
スタッフ **高橋あゆみ**さん

ひざ裏のばしの実践は、シニア本人が「やる」と決めることが大切

車椅子の人も、寝たきりの人も、ひざ裏のばしはどんな人でもできる

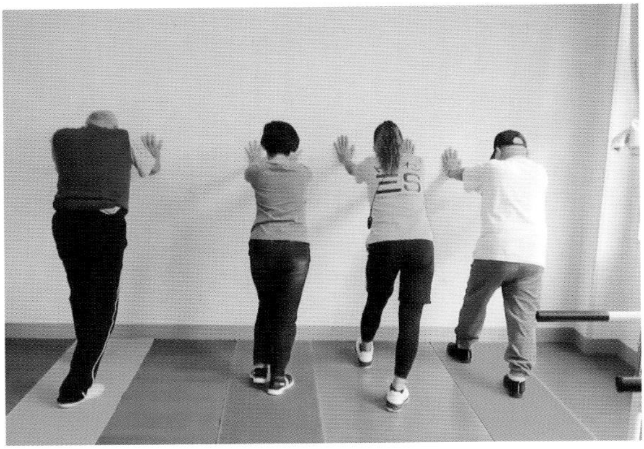

利用者の間に立って、指導する高橋さん。
自身もひざ裏のばしで体調が改善したそう。

私は「トリリオン・S」で働くスタッフで、2019年にひざ裏のばしのインストラクター資格（※）を取得しました。ひざ裏のばしのよいところは、疲れにくく、座ってでもできる運動だということです。あまり動きたくない方や運動が好きではない方にもすすめやすいですし、自分で歩ける方、車椅子の方、寝たきりの方、どんな方にもできるポーズがあります。

利用者の方々も最初できなかったポーズが徐々にできるようになっていって、継続することの大切さがわかります。私自身も介護の業務や出産で痛めた腰が、ひざ裏のばしを続けることで楽になったことを実感しました。身長も2㎝以上のびたんですよ。

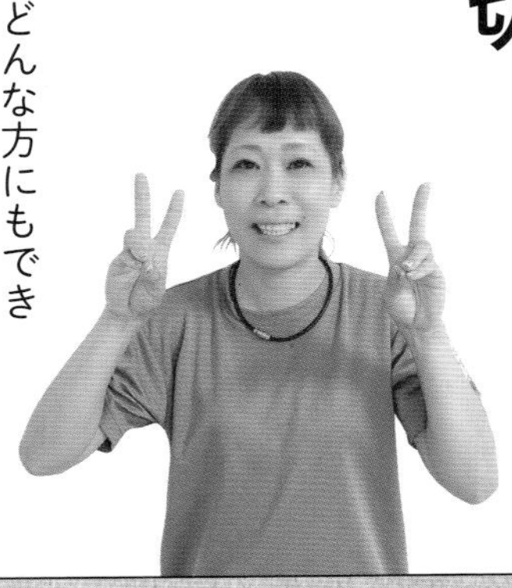

自分で「やる」と決めれば、結果はついてくる

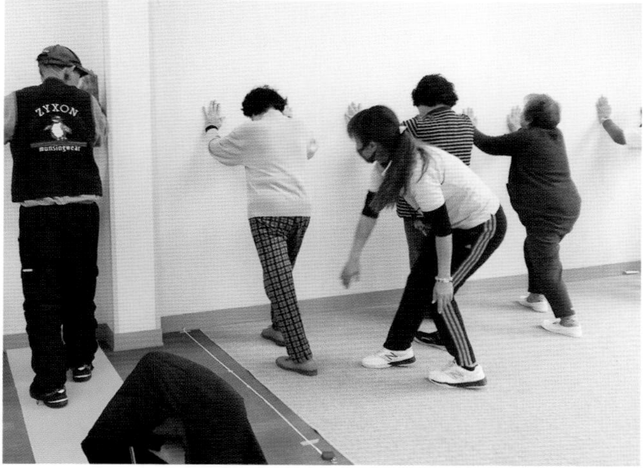

ひとりひとりの状態を見ながら、声をかける高橋さん。

　指導をしていて感じることは、どんな運動でも利用者の方との合意形成が一番大切だということです。強制されて嫌々やるのではなく、ご自分で「やる」と決めて行えば、結果はついてくると思います。トリリオン・Sがある須崎市は南海トラフ地震での津波リスクが高い地域なので、もしものときに自分で高台へ避難できるように、歩いて坂や階段を上れるようになろう、と声をかけています。動画をとっておくと、利用者の方ご本人にも変化がよくわかり、モチベーションが高まるようです。

　利用者の方は、みな体のどこかに痛みを抱えています。その痛みを少しでも緩和できることに、私も喜びを感じています。

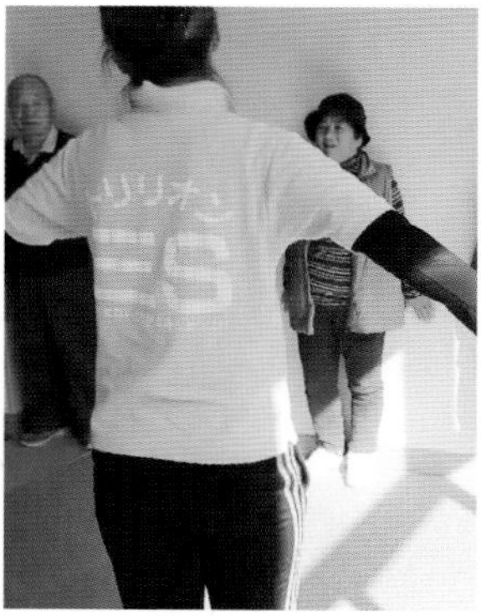

「1、2、3、4、5！」と
大きな声でカウントします。

※「インストラクター」は、ひざ裏のばしのクラスを開講できる資格です。本書のポーズを施設利用者の方と実施される分には、資格は不要です。ひとりひとりの健康状態に配慮しつつ実施してください。

大崎さんの取り組み

- **主なポーズ**：壁ドン（P.26）、壁ピタ（P.30）
- **頻度**：トリリオン・Sで週１回
- **効果が出るまで**：不明（１年以上継続）
- **改善した症状**：腰痛、姿勢

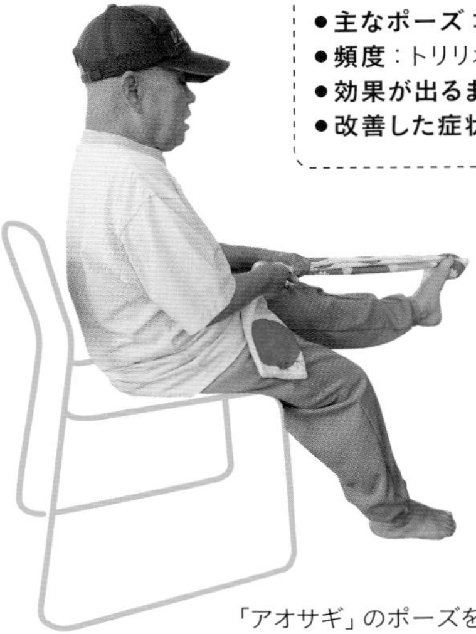

「アオサギ」のポーズをする大崎さん。

利用者の声

トリリオン・S利用

大崎　東《と》洋《よ》一《いち》さん

77歳

「姿勢がよくなったね」孫のほめ言葉が何よりの励みに

もともと腰が痛く、脊柱管狭窄症の悪化や感染症による入院の影響で歩くことが難しくなっていました。一時期は病院へ行くのも車椅子やタクシーを利用していたほどです。

トリリオン・Sで「下肢3点セット」の運動とひざ裏のばしを始め、ずいぶん元気になりました。

天気のいい日に、慣れた道限定ではありますが、もう乗れないと諦めていた自転車にもまた乗れるようになりました。本当に嬉しい限りです。

まわりの人からも「姿勢がよくなったね、変わったね」と言われるのですが、孫から言われたときは特に嬉しく思いました。かかりつけの病院や薬局でも、「笑顔が増えたね」と言われます。

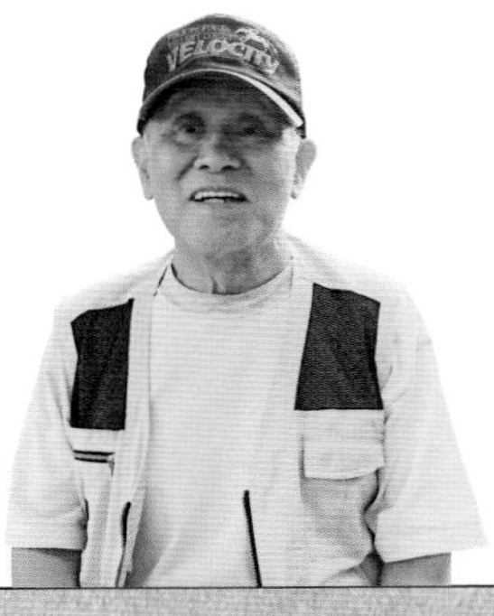

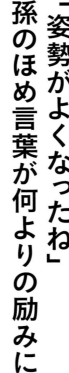

車椅子を使っていた夫 また自転車に乗れるなんて

東洋一さんのご家族の声

大崎 東洋一さんの妻
大崎隆子さん

夫はもともと腰の具合が悪かったのですが、数年前に感染症で9日間入院したあと、歩けなくなってしまいました。転ばないように支えたり、手すりを離さないようにさせたり、車椅子で移動したりと、当時は大変でした。

トリリオン・Sで運動を続けている今は、また自転車に乗れるようになりましたし、自転車を支えのようにして押せば、坂道を歩いて上ってくることもできます。一時期は歩くこともできなかったので、また自転車に乗れるようになるなんて、と驚いています。

夫はこれまで一度も休むことなくトリリオン・Sへ通っています。素晴らしいことだと思いますし、「継続は力なり」だと感じます。これからも「下肢3点セット」の運動とひざ裏のばしをして、元気でいてほしいと願っています。

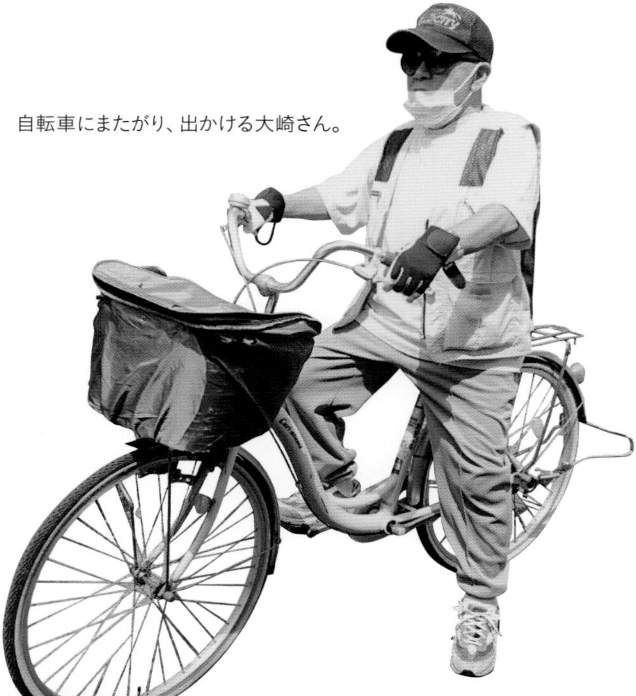

自転車にまたがり、出かける大崎さん。

ご家族の声

トリリオン・S利用
下元征夫さん**76**歳の妻
下元延代さん

脳梗塞で入退院をくり返しても、杖のいらない体をキープ

下元さんの取り組み
- **主なポーズ**：アオサギなど
- **頻度**：トリリオン・Sで週1回
- **改善した症状**：なし（現状を維持）

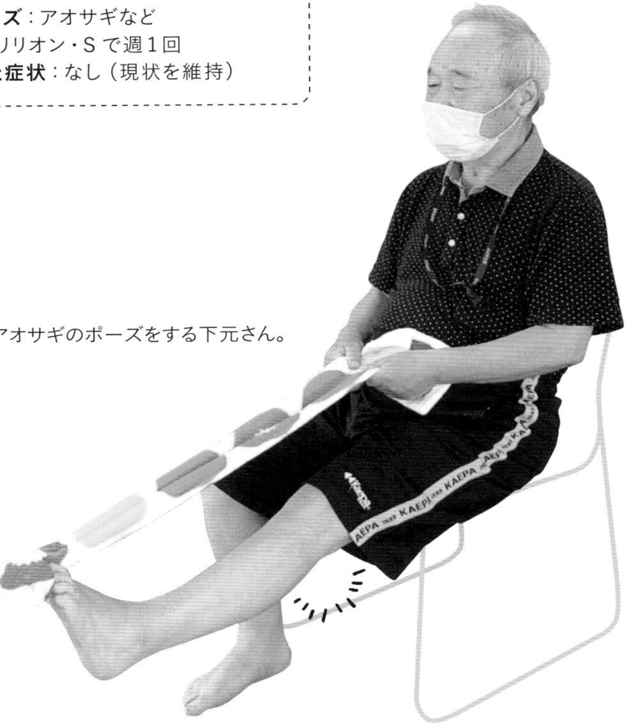

アオサギのポーズをする下元さん。

夫が脳梗塞や脳内出血をくり返すようになり、15年が経ちます。これまでに何度か入院もしました。それでも、退院するたびに自分の足で杖なしで歩き、自分で食事をして、自分でトイレに行くことができています。要介護認定は受けていません。

トリリオン・Sに通って、ひざ裏のばしや下肢3点セットの運動をしながら「自分のことは自分ででき

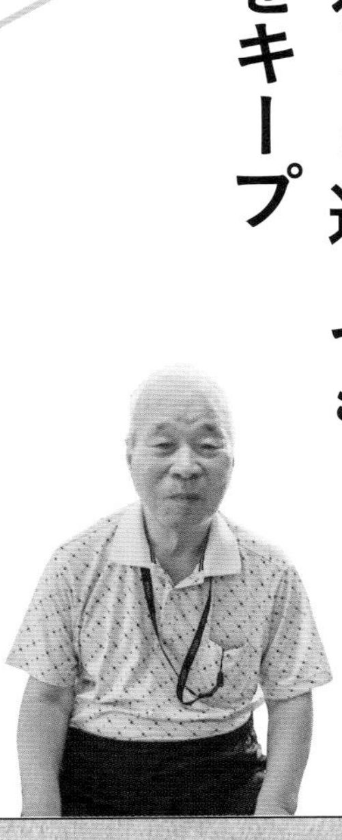

※今回は征夫さんの代理として、妻の延代さんにお話を伺いました。

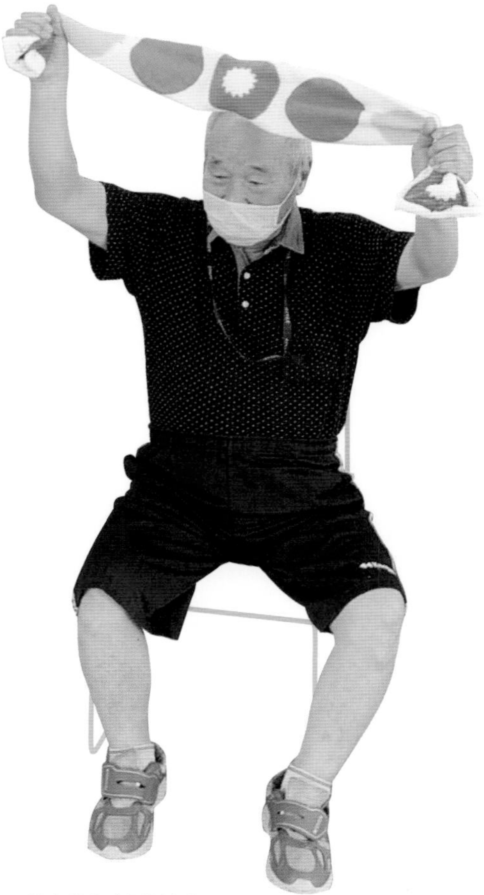
トリリオン・Sで体を動かす下元さん。

る」状態を維持できていることは、本当に素晴らしいと感じています。

きっと、どこへも行かずただ家の中で過ごして、何も運動をしていなかったら、こうはいかなかったでしょう。

私がトリリオン・Sに夫を迎えに行くと、いつも利用者のみなさんの明るい声が聞こえてきます。和気藹々《あいあい》とした雰囲気で、夫も楽しんで運動しているようです。帰宅すると「疲れたー」と言うので、トリリオン・Sで頑張って体を動かしているのだろうと思います。また、自宅前の道路でも、毎日頑張って歩くようにしています。

今まで夫は色々な運動や体操をしてきましたが、ひざ裏のばしを取り入れている今が一番状態がいいようです。これからもひざ裏のばしを続けながら、「自分のことは自分でできる」状態を維持していってほしいと願っています。

Nさんの取り組み

- **主なポーズ**：椅子ドン（P.62）、両手アオサギ（P.66）
- **頻度**：週に数回
- **効果が出るまで**：3カ月
- **改善した症状**：歩行状態、姿勢、背中の痛み

利用者の声

トリリオン・S利用 Nさん 83歳

要介護2から要支援2になり体が驚くほど楽になった

ひざ裏のばしはトリリオン・Sさんの紹介で始めました。それまではとても背中が痛く、何をするにもおっくうで、ほとんどの時間をベッドの上で過ごしていました。

ひざ裏のばしを始めると背中の痛みがやわらいで、とても身体が軽くなったことを実感しました。この素晴らしさを友だちにも教えたくて、ボールとタオルをプレゼントしたほどです。

介護度は要介護2から要支援2に回復しました。体が楽になったので、なるべくベッドから出るようになりましたし、外出も増えました。動きやすくなったので、畑を始めてみようかなとも考えています。また、以前は料理がおっくうで宅配のお弁当を食べていましたが、今では簡単な料理も自分でしています。

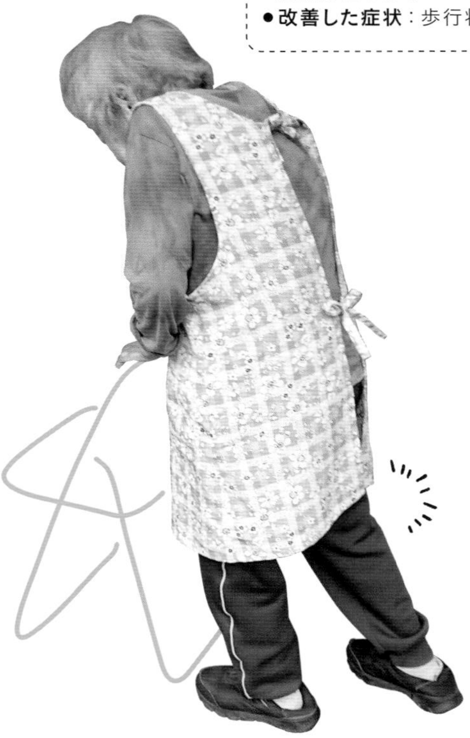

椅子ドンをするNさん。気持ちも明るくなったそう。

Nさん担当スタッフの声

ケアプランセンター三日月
山本 力さん

Nさんは3カ月で性格まで前向きに

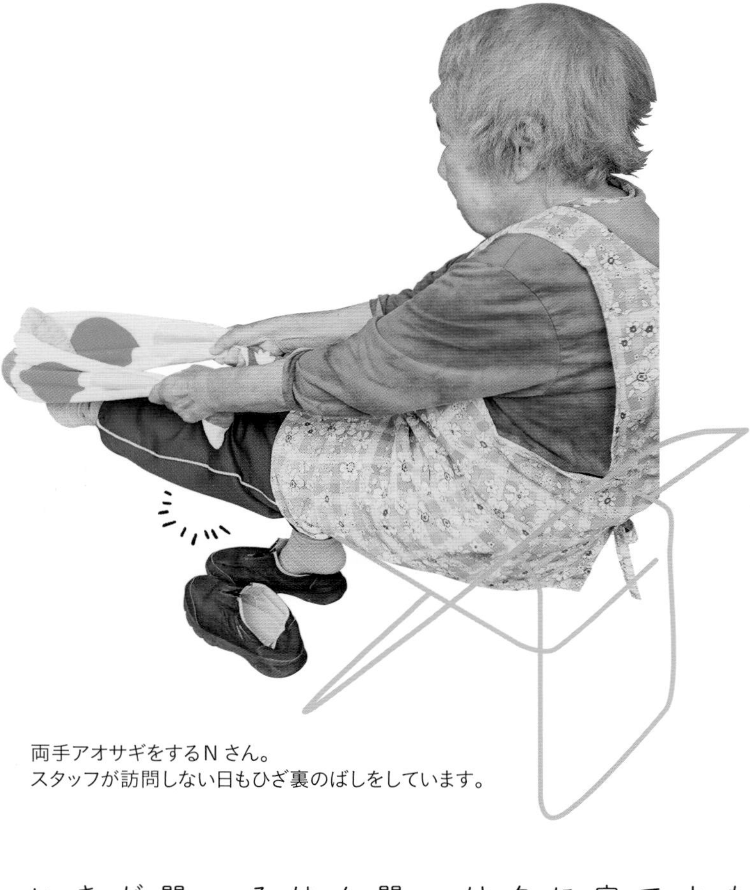

両手アオサギをするNさん。
スタッフが訪問しない日もひざ裏のばしをしています。

私はNさんのケアマネジャーとしてNさんの生活を支援してきました。Nさんはがんを患って自宅にこもりがちでしたが、訪問によりひざ裏のばしを実践して3カ月ほどで歩行状態が安定し、少し離れたところに住む友だちの家へ自分でタクシーに乗って遊びに行けるほどになりました。

トリリオン・Sさんの訪問は週に一度ですが、Nさんはひとりでも3日に一度はひざ裏のばしをされているようです。

がんのケアに来ている訪問看護師の方からも、「姿勢がよくなった」「性格が前向きになった」とコメントをいただいています。

巻末ルポ❷

町をあげて、ひざ裏のばしで「寝たきりゼロ」を目指す

高知県吾《あ》川《がわ》郡《ぐん》いの町の取り組み

ひざ裏のばしなら、自宅でも効果を出せることが導入の決め手

いの町は高知県の中央に位置する自然豊かな自治体です。これまでも介護予防事業として町内に70の体操グループをつくり、集まって体操を実施するなどの活動を続けてきました。

しかし中山間地域とよばれる山あいの地域では、移動手段がないため、高齢者が集まって体操をすることが難しいという問題点がありました。

そこで、いの町は高齢者が集まって運動をするのではなく、自分の健康維持は自分で行うというセルフマネジメントの観点から、自宅で簡単にできる「ひざ裏のばし」を導入しました。

高知県吾川郡いの町

2004年に吾川郡伊野町、吾北村、土佐郡本川村が合併（新設合併）し誕生。伊野地区は土佐和紙発祥の地であり、吾北地区は農業が盛ん。本川地区は1,500m以上の山が13峰ある「四国のてっぺん」。65歳以上人口の割合が全国平均で26.6%のところ、いの町では35.7%と高く（2015年現在）、寝たきりゼロ地域を目指す活動に力を入れている。

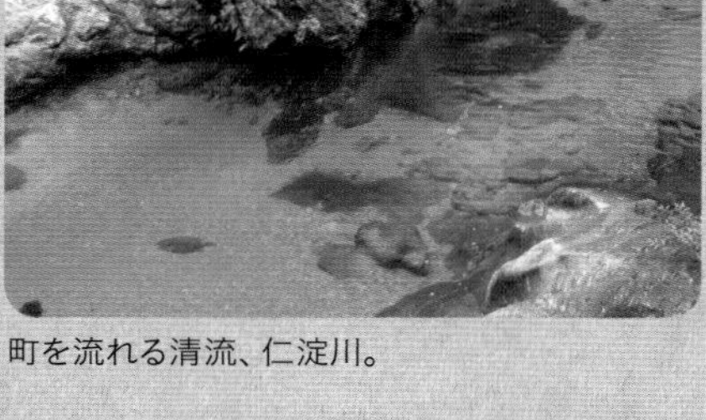

町を流れる清流、仁淀川。

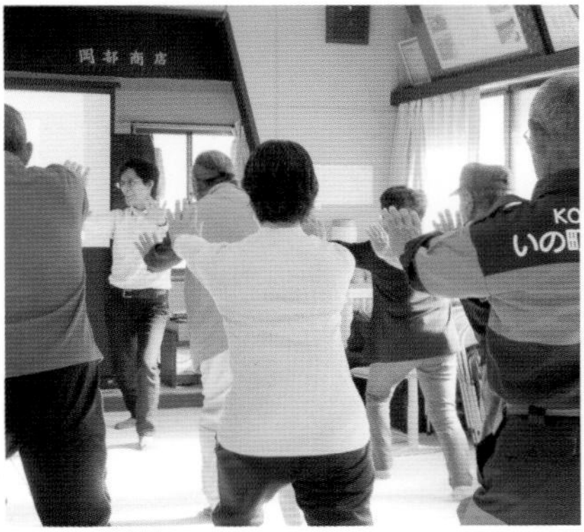

別の地域でのさんかん元気塾の様子。川村先生による指導に、参加者は真剣に取り組みます。

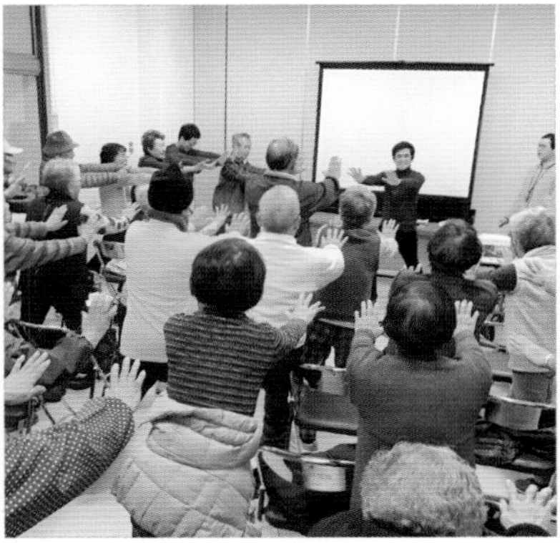

さんかん元気塾の様子。多くの人が集まり、ひざ裏のばしを実践しました。

ひざ裏のばしを住民に広め、「寝たきりゼロ」地域へ！

2019年には6つの地域で「かわむらメソッド さんかん元気塾」を開催。集団のひざ裏のばし講習会と、個別指導を実施しました。個別指導を受けた方には後日、町の職員が3回自宅を訪問し、体操内容のフォローを行ったそうです。

その参加者のひとりが、12ページでもご紹介した藤田隅子さん。自宅でもひざ裏のばしを続け、確かな効果を感じられています。

こうした取り組みにより、いの町はひざ裏のばしで寝たきりゼロの地域を目指して活動を続けています。

いの町のひざ裏のばしに関する取り組み

◎実施形態	講演会／講習会／個別指導
◎スケジュール	すべて単発 個別指導はその後3回のフォローあり
◎人数	講習会はそれぞれ1回につき13〜38名
◎料金	無料

ひざ裏のばしを、町の介護予防の大きな柱に

高知県吾川郡いの町
池田牧子 町長

いの町はこれまでも「運動」「食事」「社会参加」を3つの柱としてフレイル予防を推進してきました。その中の一つである運動について、2018年に、いの町のご出身である川村先生にひざ裏のばしの講演をしていただいたことから、川村先生をいの町健康特使、通称「壁ドン健幸特使」として任命し、いの町の健康のサポートをお願いしています。

また、町のリハビリ専門職が、ひざ裏のばしのさらなる普及啓発のために、インストラクター資格を取得する予定です。

ひざ裏のばしは理論が大変わかりやすく、ポーズは簡単で、数分でできる手軽な運動です。効果が立証されていることと、集会所等に集まることなく自宅で簡単にできることが導入に至った大きな要因です。今まで運動習慣のなかった方や、身体機能が低下しフレイルになったため運動を避けてきた方にもおすすめできると考えています。

ひざ裏をのばし、姿勢を改善することにより、腰痛予防や身体機能を高め、生活機能の低下を招かないフレイル予防になることを期待しています。

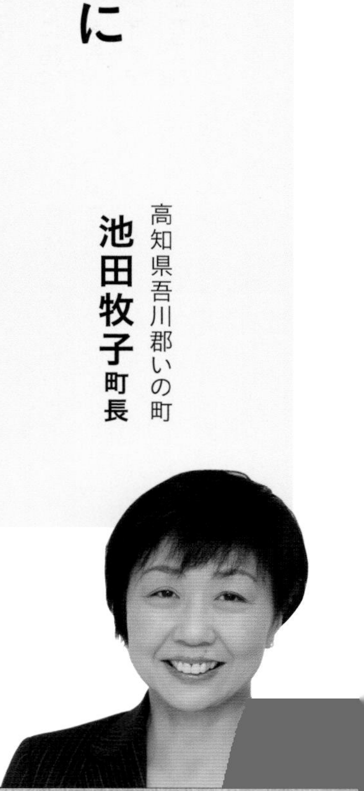

行政の声-2

姿勢や腰痛の改善など、介護予防への確かな効果を実感

高知県吾川郡いの町
いの町役場ほけん福祉課
原　昌平さん

私は「かわむらメソッドさんかん元気塾」の開催を担当し、その後は個別指導を受けた高齢者の方のお宅へ伺い、アフターフォローを行いました。

そのなかで、ひざ裏のばしを実施して1カ月後には立っているときにひざを押さえる必要がなくなった例や、腰の痛みが軽減して姿勢がきれいになった例など、ひざ裏のばしの実施後に身体の状態がよくなる例をいくつも見てきています。

私自身も、壁ドン、壁ピタ、ワン・ツー・スリーやアオサギストレッチなどのひざ裏のばしを実践したところ、腰や股関節の痛みがやわらいだことを実感しました。自身が効果を実感したことで、住民の方に指導をするときにも自信をもって教えることができます。

川村先生のひざ裏のばしは、自宅での介護予防の取り組みに非常に有効な手段になると感じています。いの町はいま75歳以上の後期高齢者の人口割合が増加していますが、ひざ裏のばしを浸透させることで、川村先生が提唱される「寝たきりゼロ」の地域になれるように頑張っていきたいと思います。

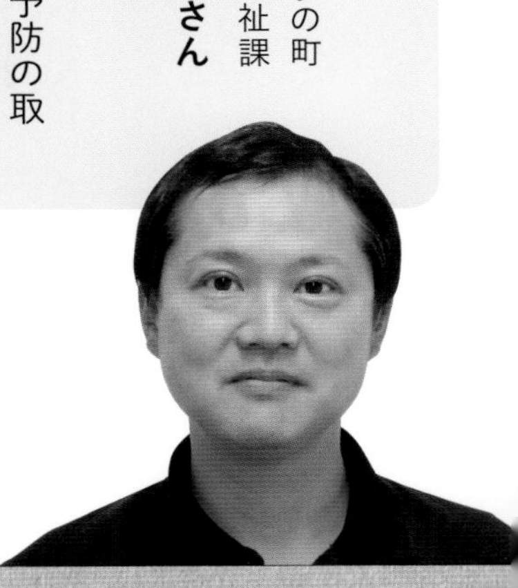

おわりに

運動は、寝たきり予防の鍵！

皆さんそうおっしゃいます。しかし、具体的な方法とその効果は？　となるとなかなか答えられないものです。その答えのひとつが、私の「運動プログラム」です。

最も大事なことは、継続すること。私の運動処方を信じて、継続していただくと、心も体も元気になります。実際に「運動プログラム」を受けられ、次にクリニックへいらしたときには見違えるように元気を取り戻している患者様が、数多くいらっしゃいます。このプログラムをお勧めしてよかったなあ、と思える瞬間です。

最初は、こんな簡単な運動でよくなるのかと、みなさんに言われます。しかし、継続してくださった方々には、よい結果が出ているのです。

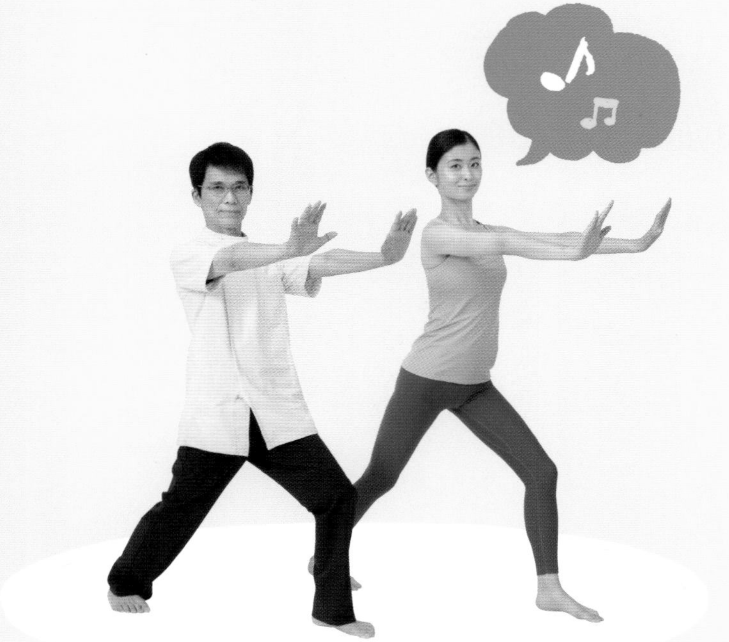

本書では、高知県吾川郡いの町や高知県須崎市トリリオン・Sでの取り組みの一部もご紹介しました。私の寝たきりゼロへの活動が、クリニックを越えて広がっていくのは、素晴らしいことです。

運動？　続ける？　難しい！

とおっしゃる方こそ、この本を参考にされて、家族や介護スタッフの方と一緒に楽しみながら、ひざ裏をのばして元気になってください。

おひとりおひとりの運動継続が、日本の寝たきりをゼロに導く唯一無二の方法です。

為せば成る　為さねば成らぬ　何事も
成らぬは人の　為さぬなりけり

二〇二〇年九月

川村　明

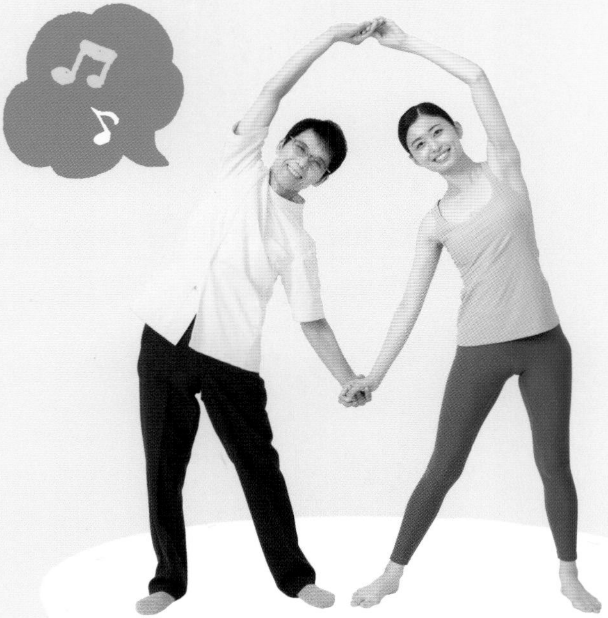

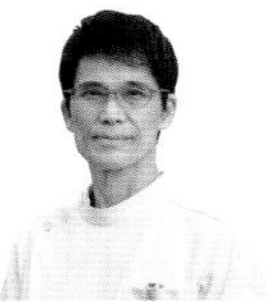

川村 明（かわむら あきら）

高知県生まれ。土佐高校、徳島大学医学部卒業。34歳のとき、腰椎椎間板ヘルニアで手術を受け、それまでの外科医のキャリアを捨て東洋医学と西洋医学の両方を取り入れた医療を目指して、36歳で山口県宇部市に開業。55歳でヨガに出合うまで、腰痛やうつ病、アトピー性皮膚炎、大腸ポリープなどに悩んでいたが、ヨガを始めて体がやわらかくなるにつれて改善。 この経験を生かして、ヨガのインストラクターの資格を取り、若者から高齢者までを対象とした「ＡＫヨガ」を創出し、「ＡＫヨガ教室」を主宰している。また、「ＡＫヨガ」を利用した「運動プログラム」をクリニックで実施している。近年は、「ＡＫヨガ」インストラクター養成講座に参加される自治体、民間の方々と共に、「フレイル予防」「寝たきりゼロ」を目指している。特に出身地の高知県いの町では、「壁ドン健幸特使」に任命されている。そのほか、厚生労働省の「スマート・ライフ・プロジェクト」に参加。また、国際目標であるSDGsの「目標3: すべての人に健康と福祉を」にも注力し、高齢者やハンディキャップをもった人のQOL向上に努め、誰一人取り残さない社会を目指し活動している。著書『5秒ひざ裏のばしですべて解決』（主婦の友社）をはじめとするひざ裏シリーズは、累計66万部の大ベストセラーに。テレビ、ラジオ、雑誌での活躍のほか、全国各地で実演つきの講演会を行い、人気を博している。
「AKヨガ」インストラクター資格の詳細は下記へお問い合わせください。

かわむらクリニック　sawayakawamura@ninus.ocn.ne.jp

制作協力　川村庸子　川村麗子　伊藤久絵
モデル　清家祥子（サトルジャパン）
ヘアメイク　Ricca
撮影　大見謝星斗（世界文化ホールディングス）
ブックデザイン　松田 剛（東京100ミリバールスタジオ）
イラスト　うてのての
校正　株式会社円水社
編集協力　鮫島沙織
編集　大友 恵
衣装協力　easyoga（イージーヨガジャパン）
03-3461-6355　https://www.easyoga.jp/

家族・ケアスタッフとできる

寝たきり知らず！ 奇跡のひざ裏のばし

発行日　2020年9月25日　初版第1刷発行

著者　川村 明
発行者　秋山和輝
発行　株式会社世界文化社
〒102-8187　東京都千代田区九段北4-2-29
電話　03-3262-5118（編集部）
03-3262-5115（販売部）
印刷・製本　株式会社リーブルテック

ISBN978-4-418-20414-4